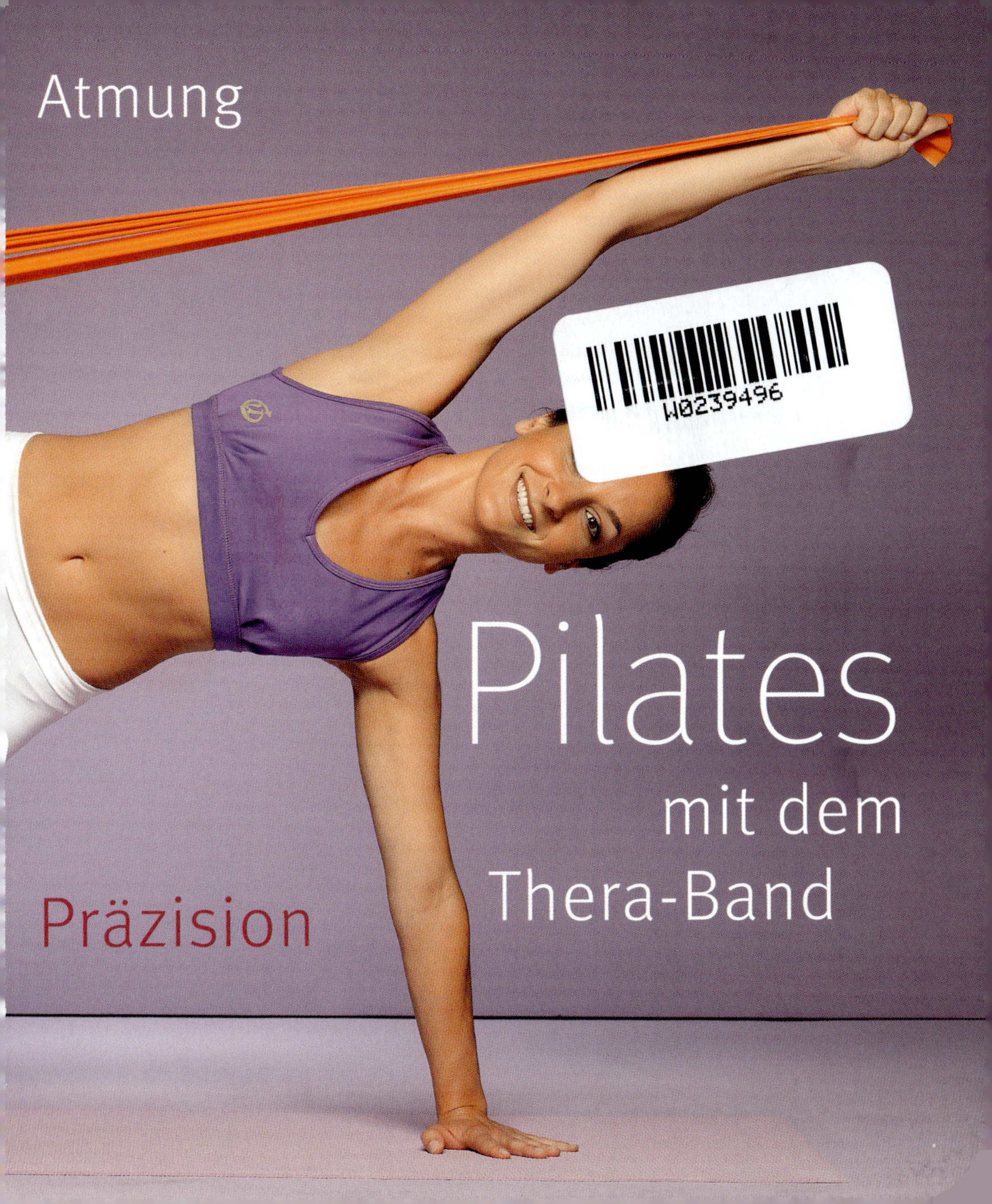

Atmung

Pilates
mit dem Thera-Band

Präzision

Mit Pilates bringen Sie Körper, Geist und Seele in Einklang und Ihren Body in Bestform. Das Thera-Band verstärkt diese Wirkung und macht das Üben noch abwechslungsreicher.

Das perfekte Rundum-Training

Starkes Körperzentrum

Straffe Konturen

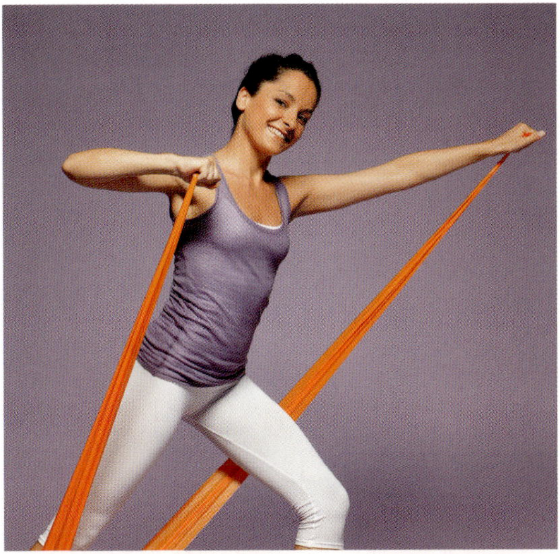

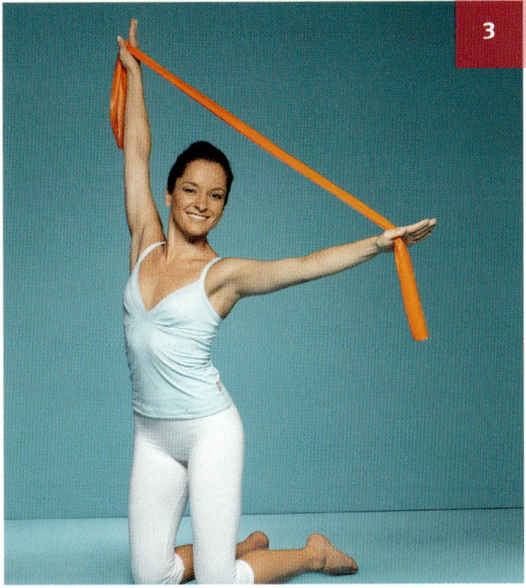

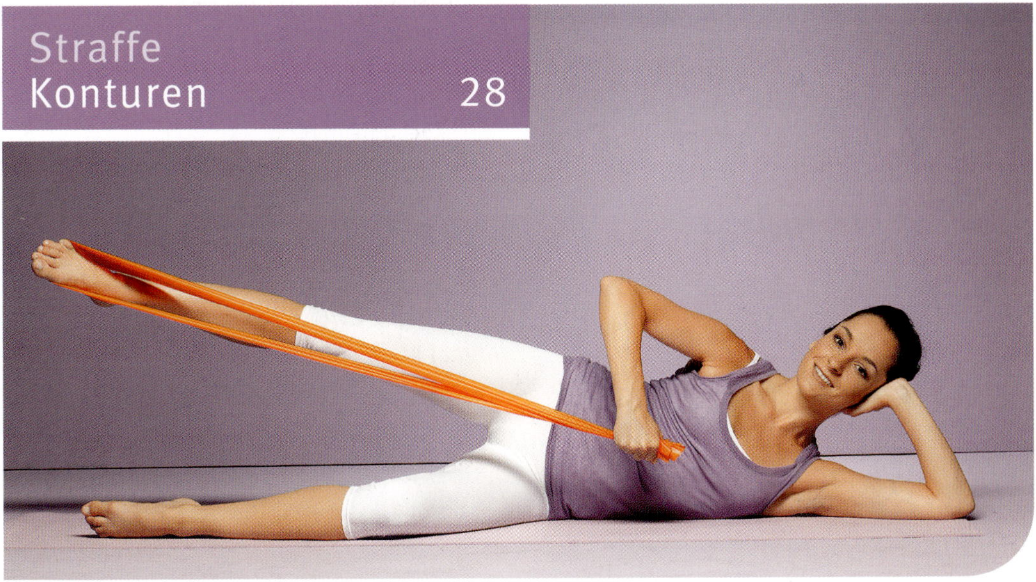

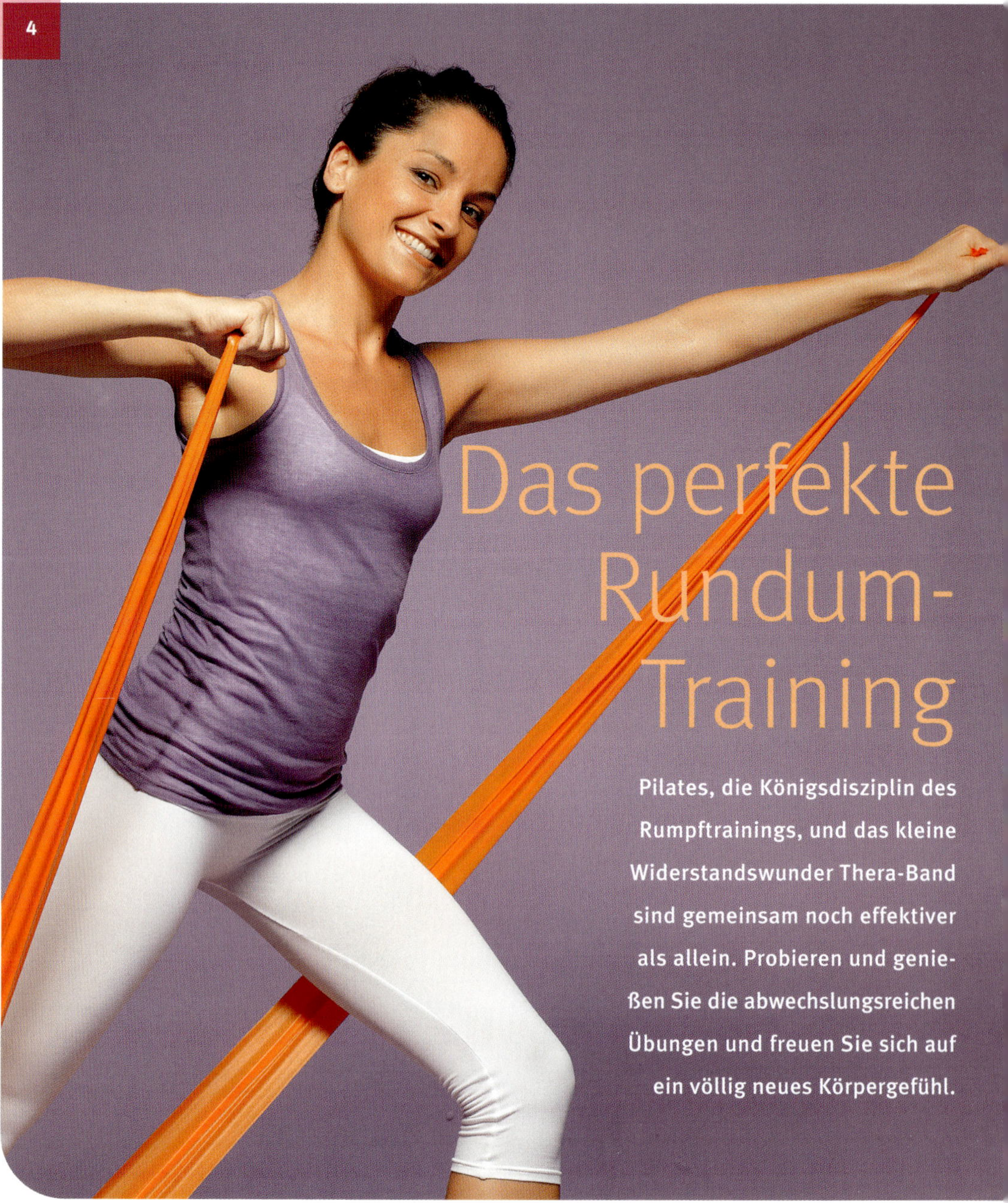

Das perfekte Rundum-Training

Pilates, die Königsdisziplin des Rumpftrainings, und das kleine Widerstandswunder Thera-Band sind gemeinsam noch effektiver als allein. Probieren und genießen Sie die abwechslungsreichen Übungen und freuen Sie sich auf ein völlig neues Körpergefühl.

SCHLAFF WAR GESTERN

Sie wünschen sich ein Training, das nicht nur die Muskeln stärkt, sondern auch Bewegung und Haltung verbessert – das Ganze darf aber nicht zu lange dauern? Dann sind die effektiven Pilatesübungen mit dem Thera-Band genau das Richtige für Sie: Pilates kräftigt und definiert Ihre Bauch- und Rückenmuskeln. Durch die vielen, weichen Wirbelsäulenbewegungen befreien Sie den Rücken von Spannungen. Rundrücken, Flachrücken und Hohlkreuz lassen nach, die Wirbelsäule findet zurück in ihre natürliche S-Krümmung. Die Körperhaltung wird wieder schön aufrecht. Kommt zu diesem intensiven Rumpftraining das Thera-Band dazu, trainieren Sie zusätzlich äußerst effektiv Arme, Schultern, Brust, Beine und Po – und somit alle typisch weiblichen Problemzonen.

Wahre Schönheit kommt von innen

Eine alte Weisheit, die für Pilates gleich in zweierlei Hinsicht zutrifft:

› Zum einen trainiert jede Übung die feinen, tief liegenden Muskeln, die sich an Wirbelsäule und Becken befinden. Neben dieser Tiefenmuskulatur definiert Pilates aber auch die oberflächlichen, sichtbaren Muskeln.

› Zum anderen sorgt die langsame, anmutige und konzentrierte Bewegungsweise dafür, dass Sie auch mental entspannen. Ihre Gesichtszüge werden weicher und Sie bekommen eine umwerfende Ausstrahlung.

Zusatzeffekt Thera-Band

Joseph Pilates (1883–1967), der Begründer dieser faszinierenden Bewegungslehre (die er selbst als »Contrology« bezeichnete), entwickelte zusätzlich zu den Mattenübungen solche für selbst konstruierte Großgeräte, bei denen Metallfedern Kraftausdauer, Muskelaufbau und Mobilisierung beschleunigen.
Das Thera-Band hat Pilates zwar nicht erfunden, aber er hätte es sicher heiß und innig geliebt. Denn wie die Metallfedern bietet es beim Üben Widerstand beziehungsweise Halt und reagiert vergleichbar dynamisch, indem es sich spannt und wieder zusammenzieht. Dadurch lässt sich die Effektivität der Pilates-Großgeräte-Übungen auch zu Hause nutzen.

SO SCHAFFEN SIE ES

Aller Anfang ist schwer. Bleiben Sie trotzdem am Ball und tragen Sie sich die ersten zehn **Trainingstermine** am besten in Ihren **Kalender** ein. Verschieben Sie sie nicht, sondern planen Sie jedes Üben genauso ein wie ein Meeting im Büro oder eine Verabredung mit Freunden. Nach **zehn Einheiten** sind Sie über den Berg, haben Routine und möchten das Wohlfühltraining ohnehin nicht mehr missen.

WIDERSTANDSWUNDER THERA-BAND

Es kommt eher unscheinbar daher – so klein, leicht, farbig und flexibel. Aber der Schein trügt: Es verbessert Muskelkraft und -ausdauer ebenso wie die Motorik und schont gleichzeitig die Gelenke. Darüber hinaus optimiert das Training mit dem Band die intermuskuläre Koordination, also das Zusammenspiel vieler verschiedener Muskeln. Der Grund: Führen Sie Arm- oder Beinbewegungen gegen den Widerstand des Bandes durch, arbeiten nicht nur zahlreiche Muskeln in den Extremitäten, sondern auch die Bauch- und Rückenmuskulatur, die den Rumpf dynamisch stabilisiert. Es ist also kein Wunder, dass das kleine Utensil nicht nur im Fitness-, sondern auch im Therapiebereich äußerst beliebt ist.

Wie viel Widerstand solls sein?

Anders als beim Training mit Gewichten lässt sich mit dem Thera-Band der Widerstand fließend steigern. Am Anfang einer Bewegung ist er zunächst noch gering, mit jedem Zentimeter, um den sich das Band verlängert, steigt er jedoch kontinuierlich an. Sie haben es selbst in der Hand: Je größer Sie eine Bewegung ausführen, umso mehr ist Ihre Muskelkraft gefragt. Achten Sie dabei darauf, dass Sie das Band langsam aufspannen und es genauso langsam und kontrolliert wieder zurückgehen lassen. Besonders das langsame Zurück, also die abbremsende Muskelspannungsphase, trainiert die Muskeln sehr effektiv.

SO BENUTZEN SIE DAS THERA-BAND IM PILATES

- Das Band sollte bereits in der Ausgangsposition unter Spannung stehen. Möchten Sie mehr Widerstand, fassen Sie das Band kürzer.
- Das Band gibt Ihnen eine Bewegungsrückkoppelung **(taktiles Feedback)** und verbessert dadurch Ihre Körperwahrnehmung – allerdings nur, wenn es in voller Breite und eng am Körper anliegt.
- Halten Sie das Band fest zwischen Daumen und Zeigefinger – so trainieren Sie Ihre **Fingerkraft** und -motorik gleich mit.
- Halten Sie das **Handgelenk** immer in der Verlängerung des Unterarms **(nicht abknicken)**.
- Um das Band mit den Füßen zu fixieren, legen Sie es an die Ballen (die Zehen ragen darüber hinaus) und kreuzen es dann über den Fußrücken. Sind die Füße in der Luft, strecken Sie die Fußspitzen, **damit das Band nicht rutscht.**
- Um das Band um die Schenkel zu fixieren, legen Sie es fest von unten darum und kreuzen es dann auf der Vorderseite.

ZWEI EFFEKTIVE TRAININGSPROGRAMME

Egal ob Sie erst mit Pilates beginnen oder schon einige Zeit üben: Die beiden Kombiprogramme in diesem Buch führen Sie auf dem schnellsten Weg zu einem gesünderen und schöneren Körper. Entscheidend dafür ist weniger, welche Übungseinheiten Sie wählen, als dass Sie wirklich regelmäßig trainieren.

Das Niveau langsam steigern

Starten Sie mit dem Programm »Starkes Körperzentrum«, führen Sie die Übungsabfolge vier Wochen lang durch – und zwar mindestens dreimal wöchentlich. Pro Trainingseinheit benötigen Sie dafür rund 20 bis 30 Minuten. Nach einem Monat sind Sie fit genug für die nächste Herausforderung: das schwierigere Programm »Straffe Konturen«. Dann bemerken sicher bald selbst, was schon Joseph Pilates auf den Punkt brachte: »Nach 10 Stunden fühlen Sie sich besser, nach 20 Stunden sehen Sie besser aus, nach 30 Stunden haben Sie einen neuen Körper.« Haben Sie Ihre Ziele sehr hoch gesteckt, können Sie nun auch täglich abwechselnd beide Programme trainieren und/oder auf ein stärkeres Band wechseln. Je öfter Sie üben und je höher der Widerstand des Thera-Bandes ist, desto mehr erreichen Sie.

Bewegung und Atmung koppeln

Die Übungen werden vom Programmanfang bis zum Ende kontinuierlich schwieriger. Das hat den Vorteil, dass Sie, wenn die Übungen komplexer werden, bereits gut vorgewärmt und voll konzentriert sind.
Neben der genauen Bewegungsanleitung erfahren Sie bei jeder Übung in diesem Buch auch, wann Sie ein- und ausatmen müssen. Denn nur wenn der Atem tief, bewusst und gleichmäßig fließt, lenken Sie Ihre ganze Konzentration nach innen und aktivieren die wichtige Tiefenmuskulatur. Außerdem fördert die erhöhte Sauerstoffaufnahme im Blut den Abtransport von Schadstoffen.

TRAINING FÜR MAXIMALE RESULTATE

- **Pilates-Einstimmung:** Kleine Bewegungen stärken die Körperwahrnehmung und lenken den Blick auf wichtige Details (siehe Seite 8f.). Sie stehen am Beginn jeder Übungseinheit.
- **Pilates-Workout:** Die Thera-Band-Pilates-Übungen für einen gesunden und schönen Körper stellen das eigentliche Training dar. Das Programm **»Starkes Körperzentrum«** ab Seite 10 ist ideal für Einsteiger und alle, die mehr für ihre Rumpfmuskulatur tun wollen. **»Straffe Konturen«** (Seite 28 ff.) ist etwas anstrengender und formt den ganzen Körper.
- **Pilates-Ausklang:** Beenden Sie jedes Programm mit ein paar Dehnübungen zur Lockerung (siehe Seite 25 ff. und 43 ff.).

Die Pilates-Einstimmung

Kenner wissen: Pilates tut einfach gut – nicht nur dem Körper, sondern auch dem Geist und der Seele. Das liegt in erster Linie an der optimalen Kombination von tiefer Atmung, exakter Ausrichtung und langsamen, fließenden, aber sehr präzisen Bewegungen, die aus einer starken Körpermitte, dem »Powerhouse«, entspringen.

Das Üben vorbereiten

Die folgenden Basis-Pilatesbewegungen zeigen Ihnen, wie Sie atmen und sich grundsätzlich während der Übungen ausrichten sollten. Führen Sie diese Einstimmung vor jedem Programm durch – auch wenn Sie Pilates bereits kennen. Legen Sie sich dazu entspannt auf den Rücken und stellen Sie beide Füße auf die Matte.

Tiefe Brustkorb-Atmung

Legen Sie Ihre Hände an den unteren, hinteren Teil des Brustkorbs. Atmen Sie durch die Nase ein. Füllen Sie Ihre Lungen bis in die tiefsten Spitzen mit Sauerstoff und spüren Sie, wie sich Ihre Rippen heben und in die Hände drücken. Atmen Sie dann kräftig durch den Mund wieder aus, als wollten Sie eine Panflöte zum Klingen bringen. Dabei senken sich die Rippen wieder.

❶ Powerhouse aktivieren

Atmen Sie nun besonders kräftig aus und ziehen Sie dabei den Bauchnabel nach innen und oben. Versuchen Sie wahrzunehmen, wie sich eine muskuläre Spannung vom Beckenboden aus über den unteren Bauch und den Rücken aufbaut – als ob Sie ein unsichtbares Korsett um Ihre Körpermitte fester schnüren würden. Die Taille zieht sich durch die Muskelspannung schmal, ohne dass sich dabei ein Gelenk bewegt. Am Ende der Ausatmung hat sich die Bauchdecke flach und straff gezogen.

❷ ❸ Becken kontrollieren

Schaukeln Sie Ihr Becken einige Male locker vor und zurück. Halten Sie dann ungefähr in der Mitte inne – das Dreieck zwischen Hüftknochen und Schambein bildet nun eine horizontale Ebene zur Matte. Würden Sie eine Tasse Tee darauf abstellen, nichts würde herausschwappen. Der untere Rücken hat etwas Luft zur Matte. Dies ist die neutrale Beckenstellung (Bild 2). Nun spannen Sie während einer Ausatmung die Bauchmuskeln an und kippen dadurch das Becken leicht nach hinten. Der untere Rücken nähert sich dabei der Matte an. Das ist die »imprint«-Beckenstellung (Bild 3). Prägen Sie sich das Gefühl für beide Stellungen ein; sie werden in den Übungen angewandt.

❹ ❺ Schulterblätter stabilisieren

Setzen Sie sich und heben Sie beide Arme etwa auf Schulterhöhe an (Bild 4). Beim nächsten Ausatmen ziehen Sie die Schulterblätter leicht zueinander und in Richtung Hüften – dabei spannen Sie die Muskeln zwischen und unterhalb der Schulterblätter an und bewegen diese V-förmig zueinander und nach unten (Bild 5). Prägen Sie sich diese Position gut ein, damit Sie die Schultern beim Üben nicht unkontrolliert heben oder vorziehen.

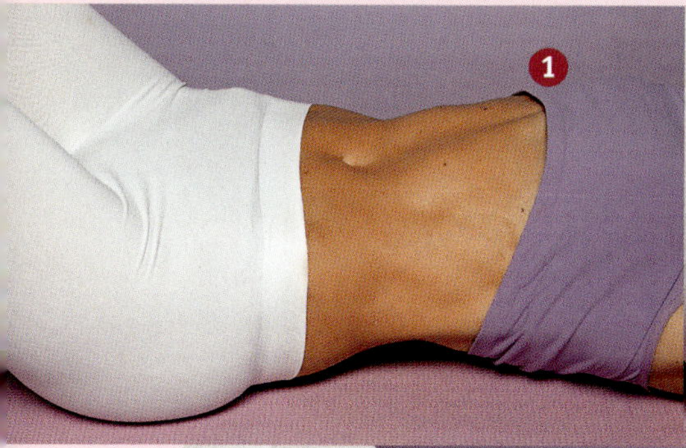
1

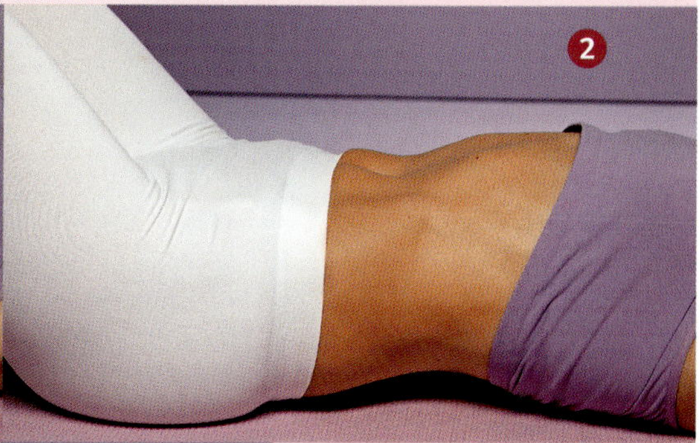
2

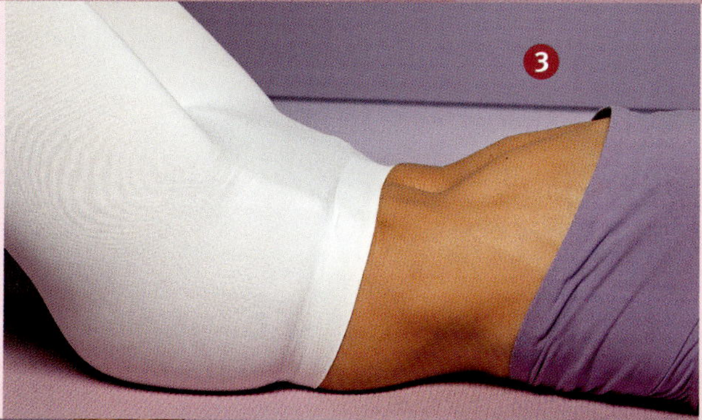
3

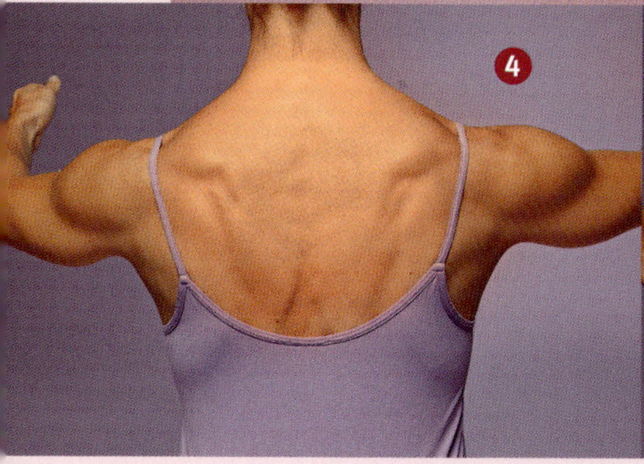
4

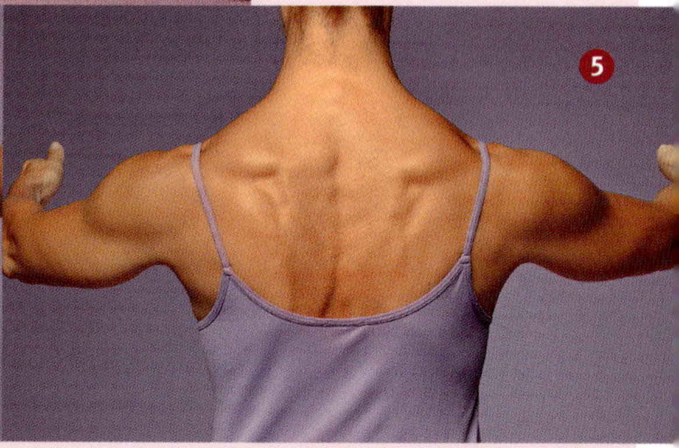
5

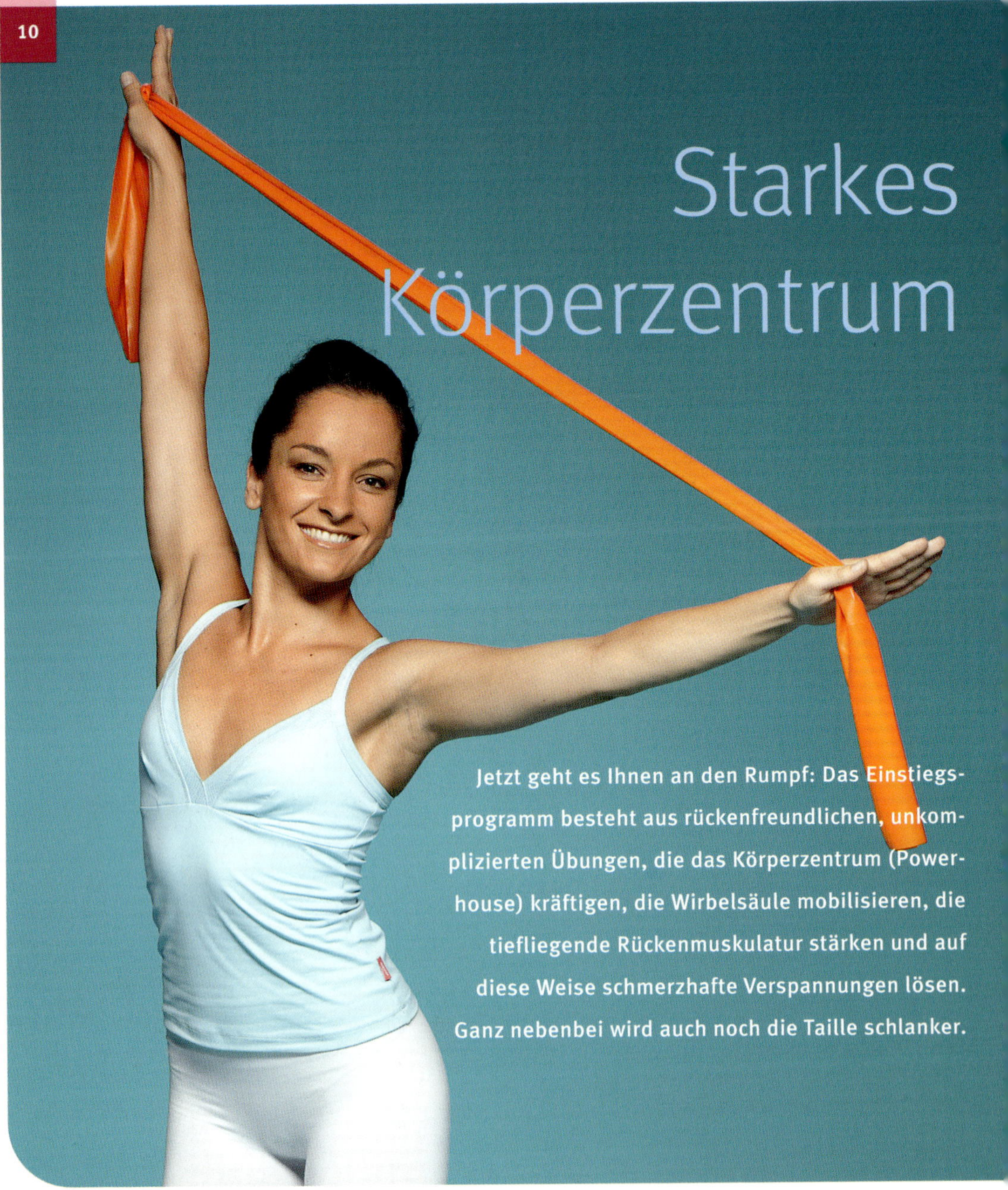

Starkes Körperzentrum

Jetzt geht es Ihnen an den Rumpf: Das Einstiegsprogramm besteht aus rückenfreundlichen, unkomplizierten Übungen, die das Körperzentrum (Powerhouse) kräftigen, die Wirbelsäule mobilisieren, die tiefliegende Rückenmuskulatur stärken und auf diese Weise schmerzhafte Verspannungen lösen. Ganz nebenbei wird auch noch die Taille schlanker.

DAS EINSTIEGSPROGRAMM

Sie haben Lust, es selbst auszuprobieren? Sie benötigen dazu nur eine Matte und Ihr Thera-Band. Im Pilates wird in Socken oder barfuß trainiert, damit auch die Füße ein Workout bekommen. Ein Spiegel ist gerade am Anfang hilfreich, um die Bewegungen zu kontrollieren und – falls nötig – zu korrigieren. Ansonsten brauchen Sie nur ein wenig Ruhe und Zeit.

Setzen Sie den Fokus auf die Kernmuskeln

Damit Ihr Rumpf auf bestmögliche Weise von diesem Programm profitiert, konzentrieren Sie sich bei jeder Übung ab Seite 12 auf Ihre Körpermitte und aktivieren Ihre Powerhouse-Muskeln, die tief im Verborgenen an Becken und Wirbelsäule liegen: Beckenboden, querer Bauchmuskel (Transversus abdominis) und tiefer Wirbelsäulenstabilisator (Multifidus). Das sind Ihre »Korsettmuskeln«, die Sie bei jeder Übung festziehen. Dadurch lernen Sie, Ihre Bewegungen nicht nur im Training, sondern auch im Alltag dynamisch zu stabilisieren. Manche Übungen werden sich anfangs vielleicht ungewohnt anfühlen, aber mit dem regelmäßigen Wiederholen bekommen Sie ein Gefühl dafür. Seien Sie also geduldig mit sich selbst und kalkulieren Sie eine gewisse Lernzeit ein. Arbeiten Sie auf keinen Fall verbissen auf Ihr Ziel hin, indem Sie eine Übung nach der anderen einfach herunterreißen. Bleiben Sie mit Ihren Gedanken ganz bei der Sache und denken Sie sich in Ihren Körper hinein (siehe auch Seite 8 f.). Die bewusste Bewegungsweise unterstützt die Ansteuerung und den Aufbau der Muskulatur – das Training bringt so einfach mehr und lässt Verspannungen im Rücken verschwinden.

Zeigen Sie Haltung

Durch Pilates, ganz besonders mithilfe des Programms »Starkes Körperzentrum«, erlernen, üben und festigen Sie die neutrale Stellung der Wirbelsäule und des Beckens. Indem Sie die Muskulatur rund um die Wirbelsäule ausgeglichen trainieren, wird sie stark genug, den Rumpf gut gegen die Schwerkraft zu stützen und die Wirbelsäule zu entlasten. Kurzum: Dieses »Einsteigerprogramm« verbessert Ihre Haltung, beugt Rückenproblemen vor und baut bestehende Verspannungen ab.

Sind die Powerhouse-Muskeln (links und Mitte) beim Üben aktiviert, wird die Wirbelsäule entlastet und die Haltung bessert sich (rechts).

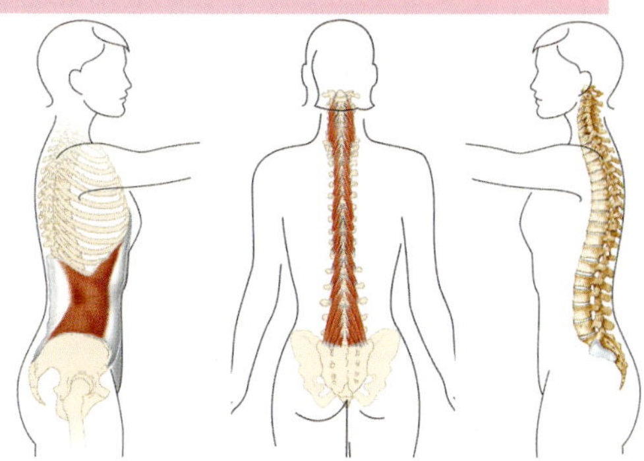

Hip Roll

Bei dieser Übung bewegen Sie jeden einzelnen Wirbel. Das massiert den Rücken und regt die Nährstoffversorgung der Bandscheiben an. Auf den Punkt gebracht: ein Verwöhnprogramm für Ihre Wirbelsäule.

Trainiert: tiefe und seitliche Bauch- und Rückenmuskulatur sowie Gesäß-, Bein-, Arm- und Schultermuskeln

➔ Sie liegen auf dem Rücken. Das Becken ist neutral, die Beine sind gebeugt, die Füße sind hüftbreit aufgestellt. Fixieren Sie das Band um Ihre Oberschenkel und fassen Sie es straff. Drücken Sie die gestreckten Arme dicht neben dem Körper in die Matte.
➔ **Einatmen:** Stabilisieren Sie die Schulterblätter.
❶ **Ausatmen:** Kippen Sie das Becken leicht nach hinten (imprint-Stellung; siehe Seite 8) und heben Sie Wirbel für Wirbel einzeln von der Matte ab. Beenden Sie die Aufwärtsbewegung, wenn das Körpergewicht auf den Schulterblättern ruht.
➔ **Einatmen:** Halten Sie die Schwebeposition. Dabei drückt das Becken gegen den Bandwiderstand nach oben, die Arme ziehen das Band fest zur Matte.
➔ **Ausatmen:** Rollen Sie langsam Wirbel für Wirbel wieder zur Matte hinunter – vom Brustbein zum Steißbein.

Wiederholungen: 10-mal

Wichtig: In der Schwebeposition sind Wirbelsäule und Becken neutral. Falls die Beinrückseiten krampfen, stellen Sie die Füße dichter zum Gesäß.

Fortgeschrittene: Heben Sie in der Schwebeposition abwechselnd den linken und rechten Fuß je 3- bis 5-mal etwa 10 Zentimeter an, bevor Sie wieder zur Matte abrollen. Atmen Sie dabei gleichmäßig weiter.

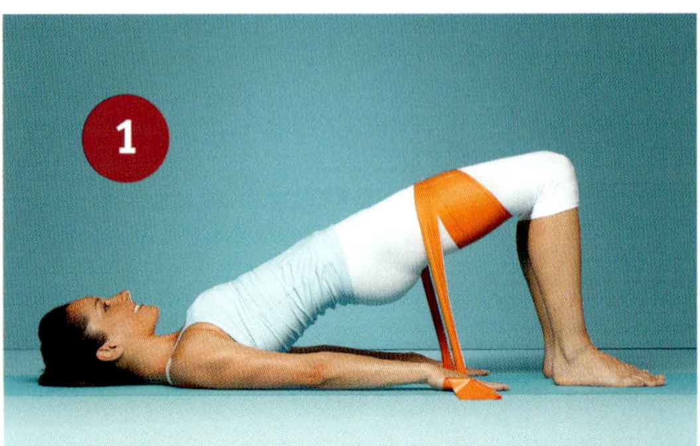

FAUSTREGEL ATMUNG

Es kann sein, dass Ihnen die für Pilates typische Kopplung von Bewegung und Atmung anfangs schwer fällt. Dann gilt: **Atmen Sie immer ruhig und tief** weiter. Atmen Sie aus, wenn Sie die größte Anstrengung empfinden.

Spinal Rotation

Die ursprüngliche Beweglichkeit der Brustwirbelsäule nimmt mit zunehmendem Alter immer mehr ab. Durch sanfte Drehungen hilft Ihnen diese Übung, den Bereich wieder zu mobilisieren.

Trainiert: seitliche Bauch- und Rückenmuskeln sowie die Arm-, Schulter- und Schulterblattmuskulatur

➔ Sie liegen auf dem Rücken. Das Becken ist imprint, die Beine sind geschlossen und angehoben (rechter Winkel im Hüft- und Kniegelenk). Fixieren Sie das Band um Ihre Unterschenkel. Fassen Sie es straff und drücken Sie die gestreckten Arme auf Schulterhöhe fest in die Matte.
➔ **Einatmen:** Stabilisieren Sie die Schulterblätter.
❷ **Ausatmen:** Drehen Sie den Unterkörper und die angehobenen Beine nach rechts und gleichzeitig den Kopf nach links.
➔ **Einatmen:** Halten Sie die Position und spüren Sie, wie die linke Rumpfseite beim Einatmen gedehnt wird.
➔ **Ausatmen:** Aktivieren Sie die seitlichen Rumpfmuskeln, um den Unterkörper zur Mitte zurückzudrehen. Drehen Sie gleichzeitig auch den Kopf zur Mitte zurück.

Wiederholungen: Abwechselnd 5-mal zu jeder Seite. Für die nächste Übung lassen Sie das Band gleich um Ihre Unterschenkel.

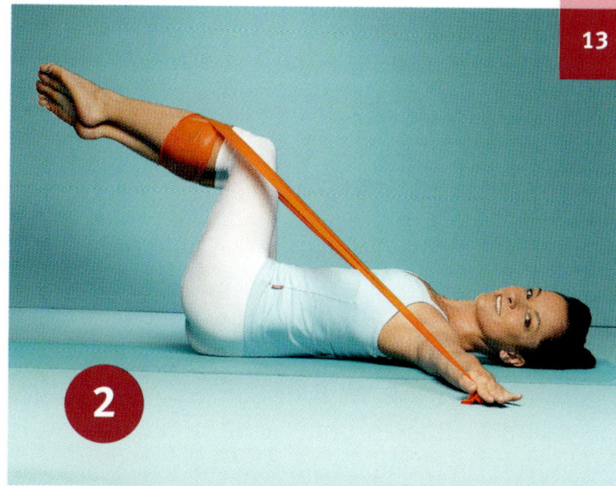

Wichtig: Drehen Sie sich nur so weit, dass Sie nicht ins Hohlkreuz fallen und beide Schulterblätter fest auf der Matte spüren.

Fortgeschrittene: Führen Sie die Übung mit leicht geöffneten Beinen durch. Da Sie auf diese Weise die Knie gegen den Bandwiderstand öffnen, trainieren Sie gleich noch die seitliche Po- und Beinmuskulatur. Halten Sie Ihre Beine dabei jedoch unbedingt parallel: Hüftknochen, Knie und zweite Zehe liegen auf einer gedachten Linie.

KLEINE HILFEN FÜR IHR TRAINING

Achten Sie darauf, dass Ihre Wirbelsäule zu Beginn jeder Übung (Ausgangsposition) frei von Spannungen ist. Die Rückenlage empfinden viele Übende als angenehmer, wenn sie ihren **Kopf auf ein kleines Kissen legen.** Die Übungen bleiben dabei genauso effektiv.

Hundred Preparation

Joseph Pilates' klassische Aufwärmübung kurbelt Ihren Kreislauf an und bringt Sie Ihrer Traumtaille einen großen Schritt näher.

Trainiert: tiefe, seitliche und gerade Bauch-, seitliche Rücken- und Gesäßmuskeln sowie Arm- und Schulter-Muskulatur

→ Sie liegen auf dem Rücken. Das Becken ist imprint, die Beine sind geschlossen und angehoben (rechter Winkel im Hüft- und Kniegelenk). Fixieren Sie das Band um Ihre Unterschenkel und fassen Sie es straff. Die Handflächen zeigen dabei nach unten. Ziehen Sie die gestreckten Arme dicht am Rumpf zur Matte.
→ **Ausatmen:** Ziehen Sie das Kinn leicht zur Brust und rollen Sie mit der Kraft aus Ihren Bauchmuskeln Kopf und Schultern von der Matte auf. Stabilisieren Sie die Schulterblätter.
→ **Einatmen:** Atmen Sie tief ein, um sich auf die anschließende Bewegung vorzubereiten.
❶ **Ausatmen:** Pumpen Sie 5-mal kurz und kräftig beide Arme zur Matte, ohne diese jedoch zu berühren. Ellbogen und Handgelenke bleiben ganz fest. Die Bewegung entspringt aus dem Schultergelenk.
→ **Einatmen:** Pumpen Sie weitere 5-mal. Halten Sie den Rumpf und die Unterschenkel weiterhin ganz still.

Wiederholungen: 50- bis 100-mal pumpen; anschließend rollen Sie Kopf und Schultern zur Matte zurück und stellen erst einen Fuß, dann den anderen am Boden ab. Fassen Sie sich unter die Knie und rollen Sie sich zum Sitzen auf.

Wichtig: Sie sollten diese Übung nicht im unteren Rücken spüren. Falls doch, nehmen Sie die Knie dichter zur Brust, um den Beinhebel leichter zu machen. Schmerzt Ihr Nacken, legen Sie den Kopf auf einem Kissen ab.

Fortgeschrittene: Beim Pumpen öffnen und schließen Sie die Knie gegen den Bandwiderstand: Öffnen beim Ausatmen, Schließen beim Einatmen. Auf diese Weise trainieren Sie zusätzlich die seitliche Po- und Beinmuskulatur und verbessern Ihre Koordination.

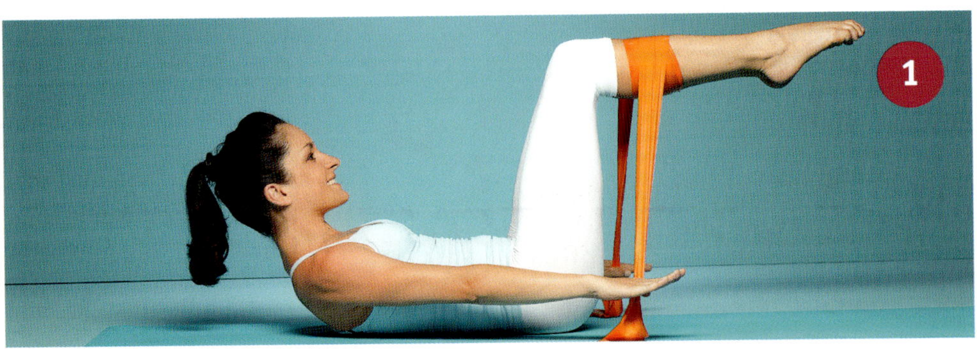

Half Roll Back

Diese Übung bringt Bewegung in Ihre Lendenwirbelsäule und löst Verspannungen.

Trainiert: tiefe und seitliche Bauch- und seitliche Rückenmuskeln sowie Hüft-, Arm- und Schultermuskulatur

❷ Setzen Sie sich aufrecht auf die Matte. Die Beine sind geschlossen, gebeugt und die Füße aufgestellt. Fixieren Sie das Band unter den Füßen. Fassen Sie das Band straff, die Handflächen zeigen nach unten. Heben Sie die Arme bis auf Schulterhöhe vor dem Körper an. Dann runden Sie den Rücken zu einem gleichmäßigen Bogen und stabilisieren die Schulterblätter.
❸ **Ausatmen:** Intensivieren Sie die Rundung in der Lendenwirbelsäule und rollen Sie Wirbel für Wirbel Richtung Matte hinunter. Gehen Sie jedoch nur so weit, dass die Lendenwirbel noch schweben. Gleichzeitig ziehen Ihre Arme auf Schulterhöhe einen Viertelkreis nach hinten, bis Ihre Hände fast seitlich der Schulter sind.
→ **Einatmen:** Rollen Sie die Wirbelsäule Wirbel für Wirbel wieder zurück in die Ausgangsposition. Gleichzeitig lassen Sie Ihre Arme genauso fließend und genussvoll den Viertelkreis zurückgehen.

Wiederholungen: 10-mal; anschließend fassen Sie mit beiden Händen unter die Knie und rollen Wirbel für Wirbel in die Rückenlage auf die Matte hinab.

Wichtig: Rollen Sie nur so tief zur Matte ab, dass Sie Ihr Powerhouse aktiviert halten können. Sie machen es richtig, wenn sich der Bauchnabel dabei nach innen und oben zieht. Sacken Sie beim Abrollen nicht zusammen, sondern versuchen Sie, die Wirbelsäule in einen langen Bogen zu ziehen.

Fortgeschrittene: Verbleiben Sie in der Endstellung (Bild 3) und ziehen Sie beide Arme 3-mal jeweils 5 Zentimeter weiter nach hinten. Das fordert die Rumpfstabilisierung und die Arm- und Schultermuskulatur heraus.

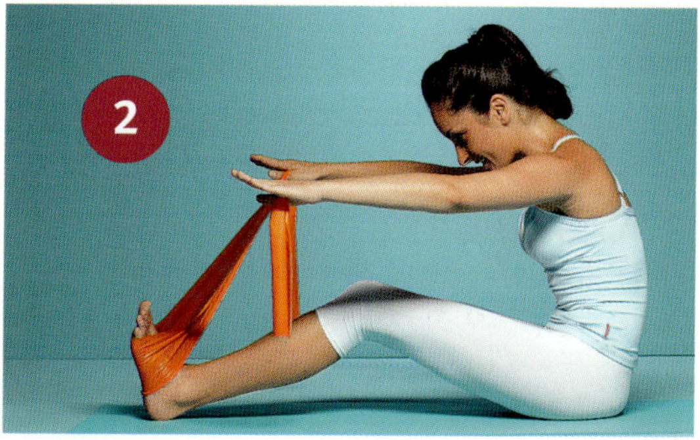

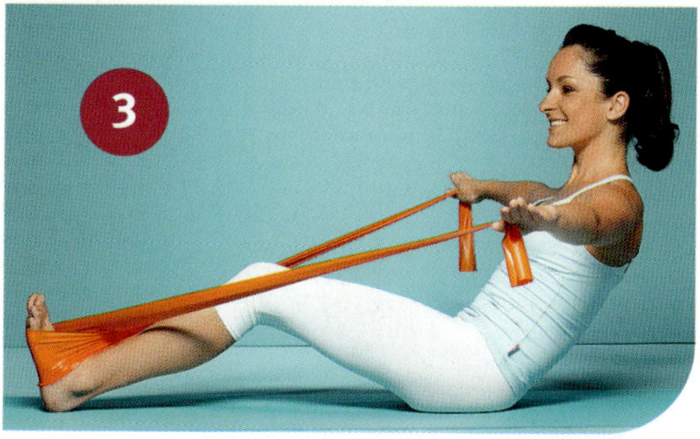

Obliques with Biceps

Obliques sind auf Deutsch die schrägen Bauchmuskeln – und genau um die geht es in dieser Übung. So wird die Taille schön schlank.

Trainiert: tiefe, seitliche und gerade Bauchmuskeln sowie Arm-, Brust- und Schultermuskulatur

➔ Sie liegen auf dem Rücken. Das Becken ist neutral, die Beine sind gebeugt, die Füße hüftbreit aufgestellt. Fixieren Sie das Band um Ihre Füße und fassen Sie es straff. Die Arme sind gestreckt neben Ihrem Körper, etwa 5 Zentimeter von der Matte angehoben. Die Handflächen zeigen zum Körper. Stabilisieren Sie die Schulterblätter.
❶ **Ausatmen:** Ziehen Sie das Kinn leicht zur Brust, rollen Sie Kopf und Schultern von der Matte auf und drehen Sie den Oberkörper nach rechts. Gleichzeitig beugen Sie die Ellbogen auf zirka 90 Grad und ziehen das Band straff Richtung Brust.
➔ **Einatmen:** Drehen Sie den Oberkörper zur Mitte zurück und rollen Sie ihn langsam wieder ab. Gleichzeitig verlängern Sie die Arme in die Ausgangsposition zurück.

Wiederholungen: Abwechselnd 5-mal zu jeder Seite; bleiben Sie dann in der Rückenlage und nehmen Sie den rechten Fuß aus dem Band.

Wichtig: Das Becken bleibt die ganze Übung über neutral und ruhig. Alle Bewegungen spielen sich oberhalb des Nabels ab. Ziehen Sie diesen beim Aufrollen fest nach innen oben. Halten Sie die Schultern von den Ohren weg.

Fortgeschrittene: Verbleiben Sie in der Endstellung und ziehen Sie Ihre Hände 3-mal kurz und kräftig zur Schulter, bevor Sie wieder abrollen. Das ist gut für die Rumpfstabilisierung sowie die Arm- und Brustmuskulatur.

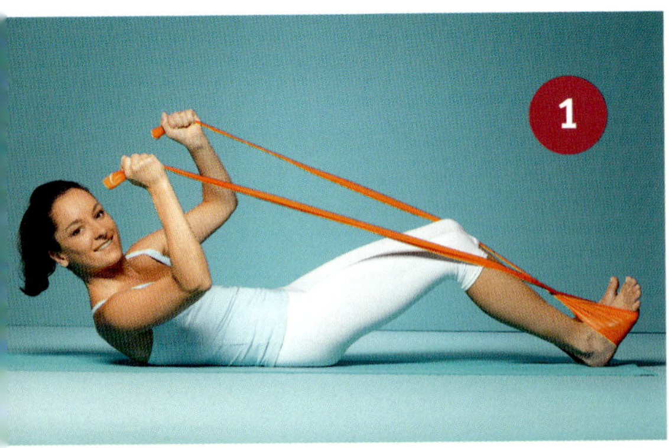

SCHUTZ FÜR DIE NACKENMUSKELN

Senken Sie das Kinn leicht zur Brust ab, bevor Sie Kopf und Schultern von der Matte anheben. Das aktiviert die tief liegenden, schützenden Stabilisationsmuskeln der Halswirbelsäule und stellt sicher, dass Sie die gesamte **Kraft für die Aufrollbewegung** aus der Bauchmuskulatur nehmen.

One Leg Circle

Während Sie den Rumpf in neutraler Stellung halten, malen Sie mit einem Bein Kreise in die Luft – das kräftigt und dehnt die Hüftmuskulatur und verbessert die Beweglichkeit des Hüftgelenks.

Trainiert: tiefe und seitliche Bauch- und Rückenmuskulatur sowie Hüft-, Bein-, Arm- und Schultermuskeln

➔ Sie liegen auf dem Rücken. Das Becken ist neutral, das Band unter dem linken Fuß fixiert. Strecken Sie das linke Bein zur Decke, während das rechte gestreckt am Boden liegt. Halten Sie das Band straff in den Händen und drücken Sie die gestreckten Arme auf Schulterhöhe in die Matte. Stabilisieren Sie die Schulterblätter.

❷ **Einatmen:** Ziehen Sie das gestreckte linke Bein zuerst nach rechts über die Körpermitte und dann in einer halben Kreisbewegung nach unten.

➔ **Ausatmen:** Ziehen Sie das Bein weiter nach links außen und dann nach oben bis zurück zur Ausgangsposition.

Wiederholungen: Kreisen Sie gleichmäßig mit dem linken Bein erst 5-mal nach rechts, dann 5-mal nach links und wiederholen Sie das Ganze noch einmal mit dem rechten Bein. Abschließend bringen Sie den zweiten Fuß in das Band und senken beide Füße zur Matte.

Wichtig: Halten Sie die Arme gegen die Beinbewegung ganz ruhig und drücken Sie sie fest in die Matte. Die Beine sind ganz gestreckt, Wirbelsäule und Becken bleiben bewegungslos. Falls der Rumpf wackelt, machen Sie die Beinkreise zunächst kleiner und langsamer.

Fortgeschrittene: Kreisen Sie das Bein schneller und in einem größeren Radius.

RESPEKTIEREN SIE IHREN KÖRPER

Führen Sie die allererste Wiederholung immer langsam und vorsichtig durch. Steigern Sie sich während weiterer Wiederholungen, indem Sie die Bewegung größer werden lassen oder das Band kürzer fassen. So **tasten Sie sich an Ihre Grenzen** heran, ohne ein Verletzungsrisiko einzugehen.

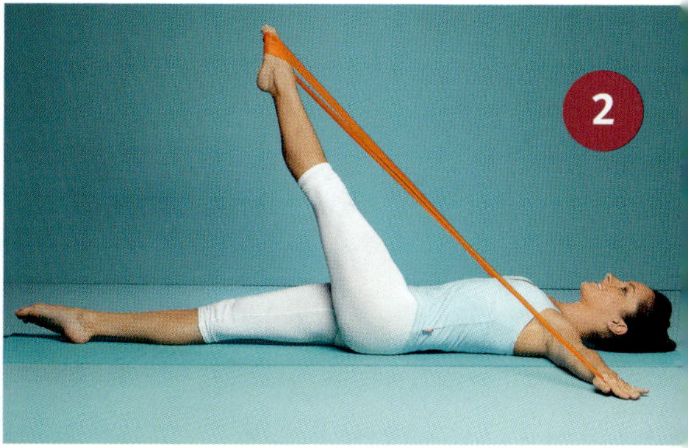

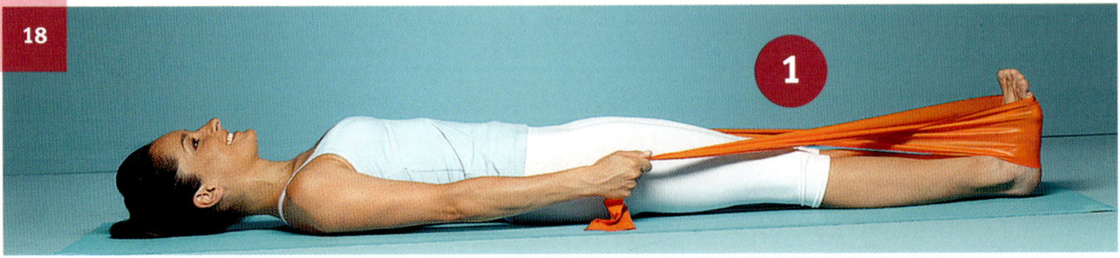

Roll Up with Triceps

Bei dieser Übung rollen Sie aus der Rückenlage in den Sitz hinauf – und wieder hinunter. Gar nicht so einfach, aber das Band hilft Ihnen und formt gleichzeitig noch Ihre Arme.

Trainiert: komplette Bauch- und seitliche Rückenmuskulatur sowie Arm-, Brust- und Schultermuskeln

❶ Sie liegen auf dem Rücken. Das Becken ist neutral, die Beine sind geschlossen und gestreckt. Fixieren Sie das Band unter den Füßen, fassen Sie es straff und drehen Sie die Handflächen zum Körper. Stabilisieren Sie die Schulterblätter.
➔ **Einatmen:** Senken Sie das Kinn leicht zur Brust ab.
❷ **Ausatmen:** Lassen Sie das Brustbein weich werden und beginnen Sie vom Scheitel ausgehend Wirbel für Wirbel vom Boden aufzurollen. Gleichzeitig beugen Sie die Ellenbogen, damit mehr Zug auf das Band kommt und es Sie beim Hochrollen unterstützt. Oben angekommen halten Sie die Wirbelsäule in einem langen Bogen und strecken die Arme hinter den Körper.
➔ **Einatmen:** Lassen Sie die Arme langsam wieder vor den Körper gehen und beginnen Sie vom Steißbein aus Wirbel für Wirbel zur Matte hinunterzurollen.

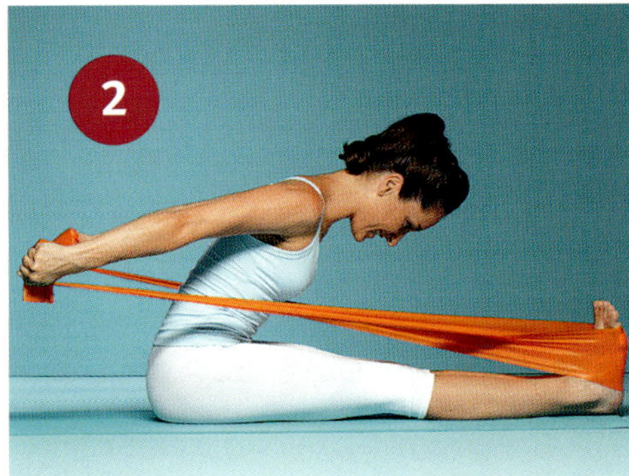

➔ **Ausatmen:** Rollen Sie weiter auf die Matte zurück – bis in die Ausgangsposition.

Wiederholungen: 10-mal; anschließend drehen Sie sich in die Bauchlage.

Wichtig: Schwung oder ruckartige Bewegungen sind tabu. Rollen Sie nur so weit auf, wie die Bewegung schön fließt. Es hilft, wenn Sie die Beine leicht anbeugen oder ein gefaltetes Handtuch genau in den Bereich des Rückens legen, an dem Sie »stecken« bleiben.

Fortgeschrittene: Bleiben Sie in der Sitzposition (Bild 2) und beugen und strecken Sie Ihre Arme 3-mal kontrolliert, bevor Sie wieder abrollen. Das trainiert die Oberarmrückseite (Trizeps) intensiver.

Breast Stroke

Nach einigen Wirbelsäulenbeugungen tut eine Streckung gut. Der Richtungswechsel ist außerdem wichtig für eine ausgeglichene Druckbelastung der Bandscheiben und fördert deren Versorgung mit wichtigen Nährstoffen.

Trainiert: tiefe Bauch- und komplette Rückenmuskulatur sowie Arm-, Schulterblatt-, Schultermuskeln

→ Sie liegen auf dem Bauch. Das Becken ist neutral, die Beine sind gestreckt, geschlossen und parallel. Nehmen Sie das Band straff zwischen beide Hände und strecken Sie die schulterbreit geöffneten Arme über dem Kopf aus. Stabilisieren Sie die Schulterblätter.
❸ **Ausatmen:** Ziehen Sie den Bauchnabel leicht von der Matte, ohne dabei das Becken zu kippen (Powerhouse-Aktivierung). Heben Sie Kopf und Schultern, schieben Sie das Brustbein sanft nach vorn und strecken Sie die Brustwirbelsäule. Gleichzeitig ziehen Sie Ihre Hände so weit zur Seite, bis das Band dicht vor der Brust stark gestrafft ist.
→ **Einatmen:** Lassen Sie Rücken und Arme langsam in die Ausgangsposition zurückgehen.

Wiederholungen: 10-mal; setzen Sie sich abschließend mit Ihrem Gesäß auf die Fersen und runden Sie bewusst den Rücken, um sich zu entspannen (Shell Stretch). Verbleiben Sie hier für einige Atemzüge, um die Rückenmuskulatur zu entspannen. Dann richten Sie sich vom Steißbein zum Scheitel wieder auf. ❹

Wichtig: Während der Rückenstreckung sollten zwar die unteren Rippen Kontakt mit der Matte haben, aber nicht der Bauchnabel. Diesen ziehen Sie durch Powerhouse-Aktivierung von der Matte weg. Knicken Sie den Nacken nicht ab, sondern machen Sie ihn lang wie einen Schwanenhals.

Fortgeschrittene: Halten Sie die Rückenstreckung einen Moment (Bild 3) und ziehen Sie dabei Ihre Arme 3-mal jeweils 5 Zentimeter weiter nach hinten, bevor Sie in die Ausgangsposition zurückkehren.

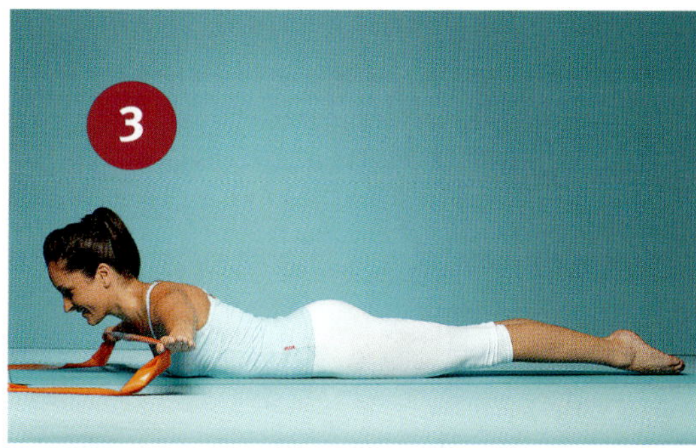

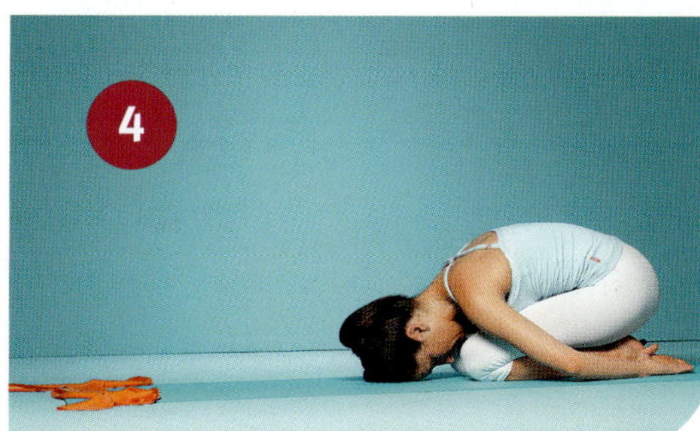

Spine Twist

Diese Übung verbessert die Beweglichkeit Ihrer Brustwirbelsäule und kräftigt den Rumpf.

Trainiert: tiefe und seitliche Bauch- und Rückenmuskulatur sowie Arm-, Schulter- und Brustmuskeln

→ Setzen Sie sich im Schneidersitz auf das Band und fassen Sie das rechte Ende straff mit der linken Hand. Nehmen Sie dann die rechte Hand mit dazu. Heben Sie anschließend beide Hände maximal bis auf Höhe des Brustbeins an.
❶ **Ausatmen:** Drehen Sie sich um die eigene Achse nach links, indem Sie die seitliche Rumpfmuskulatur anspannen. Der Blick geht nach hinten links mit.

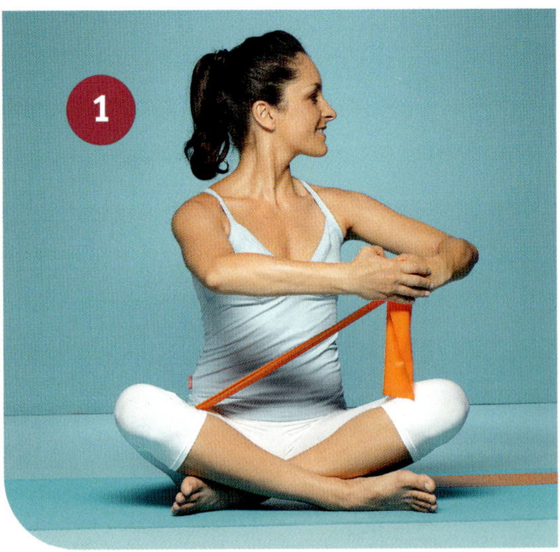

→ **Einatmen:** Drehen Sie sich zurück zur Mitte.

Wiederholungen: Drehen Sie sich erst 5-mal nach links. Fassen Sie dann das linke Bandende mit der rechten Hand und drehen Sie sich 5-mal nach rechts. Lassen Sie anschließend für die nächste Übung das Band auf der Matte und knien Sie sich darauf.

Wichtig: Während der Drehung bleibt die Wirbelsäule lang und das Becken ruhig. Pressen Sie den Brustkorb nicht nach vorn. Drehen Sie sich nur aus der Rumpf-, nicht aus der Armkraft. Spüren Sie den Nacken unangenehm, senken Sie die Hände auf Bauchnabelhöhe ab.

Fortgeschrittene: Bleiben Sie gedreht und lösen Sie die Spannung nur ein wenig, um dann gleich wieder 3-mal weiter in die Drehung zu ziehen. Erst danach kehren Sie zur Mitte zurück.

WENIGER KANN MEHR SEIN

Sie müssen nicht um jeden Preis die empfohlenen Wiederholungen einhalten. Machen Sie genau so viele, wie Sie es langsam, präzise, mit hoher Muskelspannung und **aktiviertem Powerhouse** schaffen. Schwung, Schwammigkeit und ein Zusammensacken mit der Schwerkraft sind im Pilates tabu.

Swimming

Je weniger Halt Ihr Körper hat, umso mehr sind die Stabilisierungskünste der Rumpfmuskeln gefragt – wie bei dieser Übung.

Trainiert: tiefe und seitliche Bauch- und Rückenmuskeln sowie Hüft-, Brust-, Arm- und Schultermuskulatur

→ Sie gehen in den Kniestand. Das Becken ist neutral, die Knie sind hüftbreit geöffnet. Fixieren Sie das Band unter den Knien. Strecken Sie die Arme nach oben, öffnen Sie sie schulterbreit und drehen Sie die Handflächen zueinander. Stabilisieren Sie die Schulterblätter.
❷ **Ausatmen:** Führen Sie 3 gegengleiche, kleine, zackige Vor- und Rückbewegungen mit den Armen durch (links vor, rechts zurück – und umgekehrt). Halten Sie die Wirbelsäule ganz lang und den Rumpf absolut still.
→ **Einatmen:** Fahren Sie fließend so fort.

Wiederholungen: 10-mal, also insgesamt 30 zackige Vor- und Rückbewegungen. Anschließend senken Sie die Arme und gehen in den Shell Stretch (Seite 19, Bild 4). Stehen Sie auf.

Wichtig: Die Bewegung erfolgt nur im Schultergelenk. Wirbelsäule und Becken bleiben durch eine entsprechende Anspannung der Rumpf- und Hüftmuskulatur stabil. Der Abstand zwischen Schultern und Ohren ist groß.

Fortgeschrittene: Machen Sie die Armbewegungen schneller und größer.

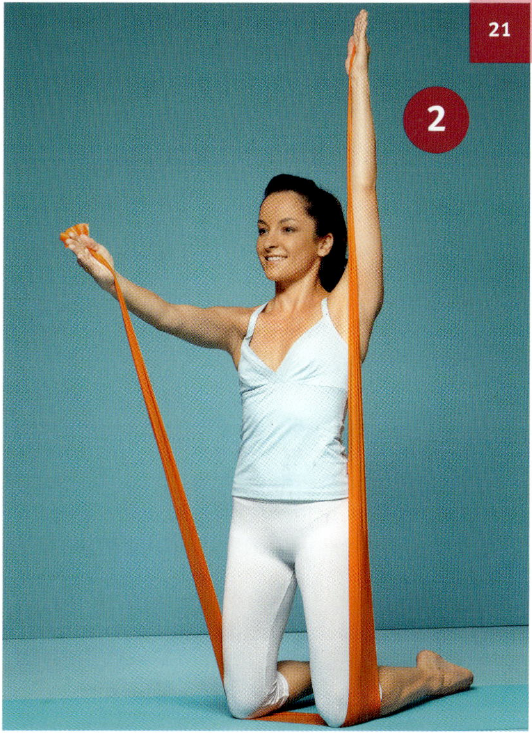

BECKENBODEN – UNSICHTBARE STÜTZE

Der Beckenboden, dessen Muskeln zwischen Steißbein, Sitzbeinhöckern und Schambein verlaufen, spielt eine **tragende Rolle** für die Organe und unterstützt die tiefen Bauch- und Rückenmuskeln. Sie können Ihren Beckenboden aktivieren, indem Sie die Sitzbeinhöcker sanft zueinanderziehen; der Po bleibt dabei locker. Versuchen Sie beim Üben eine leichte **Beckenbodenspannung zu halten.**

Back Rowing: Airplane

Jetzt spüren Sie Ihren ganzen Körper – die Belohnung ist eine hübsche Rückseite.

Trainiert: tiefe und seitliche Bauch- und Rückenmuskeln sowie Hüft-, Brust-, Arm-, Schulter- und Schulterblattmuskulatur

❶ Machen Sie mit dem linken Bein einen großen Ausfallschritt nach vorn. Das Becken ist neutral, der Rumpf geht in Verlängerung des hinteren Beins schräg nach vorn. Fixieren Sie das Band unter dem linken Fuß, straffen Sie es mit den Handflächen nach oben und strecken Sie die Arme schräg vom Körper weg – als wären sie die Flügel eines Flugzeugs. Stabilisieren Sie die Schulterblätter.

❷ **Ausatmen:** Ziehen Sie die Arme nach hinten, bis die Hände neben den Schultern sind. → **Einatmen:** Führen Sie die Arme kontrolliert in die Ausgangsposition zurück.

Wiederholungen: 5-mal mit dem Band unter dem linken Fuß, dann 5-mal mit dem Band unter dem rechten Fuß.

Wichtig: Die Bewegung erfolgt nur im Schultergelenk. Becken und Rumpf bleiben ruhig. Verlieren Sie die Beckenboden- und Bauchspannung nicht. Stellen Sie sich vor, Sie hätten sich gerade in eine sehr enge Jeans gezwängt.

Fortgeschrittene: Halten Sie die Endstellung (Bild 2) und ziehen Sie die Arme 3-mal je 5 Zentimeter noch weiter nach hinten.

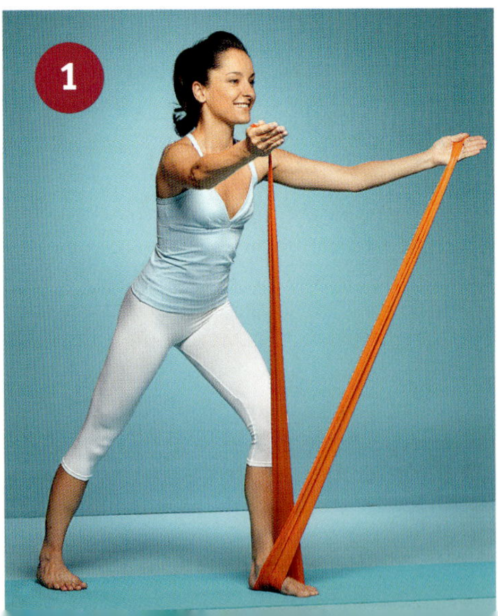

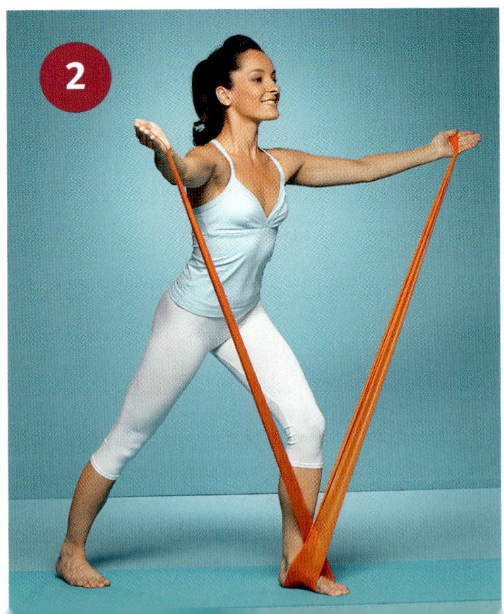

Front Rowing: Offering

Diese klassische Übung aus dem Pilates-Großgeräte-Programm ist gut gegen Rundrücken und verschönert Dekolleté und Schultern.

Trainiert: tiefe und seitliche Bauch- und Rückenmuskulatur sowie Hüft-, Brust-, Arm- und Schultermuskeln

➔ Machen Sie mit dem rechten Bein einen großen Ausfallschritt nach vorn. Das Becken ist neutral, der Rumpf geht schräg nach vorn in Verlängerung des hinteren Beins. Fixieren Sie das Band unter dem linken Fuß und halten Sie es straff in den Händen (Handflächen nach oben). Die Ellbogen liegen gebeugt dicht neben der Taille. Stabilisieren Sie die Schulterblätter.

❸ **Ausatmen:** Strecken Sie die Arme bis auf Brusthöhe nach vorn.
❹ **Einatmen:** Öffnen Sie die Arme zur Seite.
➔ **Ausatmen:** Lassen Sie die Arme langsam und kontrolliert wieder vor den Körper gehen.
➔ **Einatmen:** Beugen Sie die Arme und führen Sie die Ellbogen wieder an die Taille.

Wiederholungen: 10-mal

Wichtig: Halten Sie die Wirbelsäule lang und ziehen Sie permanent die Schulterblätter zueinander und zur Hüfte. Dazu halten Sie die Arme mindestens schulterbreit geöffnet.

Fortgeschrittene: Ziehen Sie in der Endstellung (Bild 4) die Arme 3-mal je 5 Zentimeter weiter nach hinten.

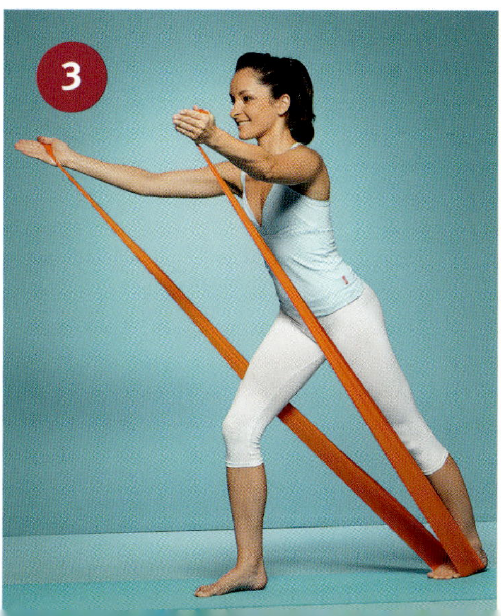

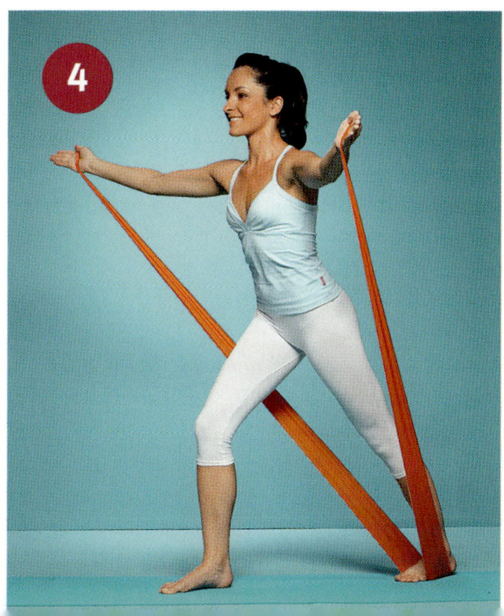

Chest Opener

Eine tolle Übung für »Schreibtischtäter«: Genießen Sie die wohltuende Dehnung im Brustkorb sowie die Aufrichtung der Brustwirbelsäule und verbessern Sie die Beweglichkeit Ihrer Schultergelenke.

Trainiert: tiefe und seitliche Bauch- und Rückenmuskeln sowie Arm-, Schulter- und Schulterblattmuskulatur

➔ Sie stehen aufrecht. Das Becken ist neutral, die Füße sind hüftbreit geöffnet. Nehmen Sie das Band straff mit den Handflächen nach unten und strecken Sie die Arme mindestens schulterbreit geöffnet auf Höhe des Brustbeins. Stabilisieren Sie die Schulterblätter.

❶ **Einatmen:** Wachsen Sie ein wenig in die Höhe und führen Sie die Arme über den Kopf.
❷ **Ausatmen:** Ziehen Sie das Band weit auseinander, hinter den Kopf und – wenn möglich – sogar hinter die Schulterblätter.
➔ **Einatmen:** Lassen Sie die Arme langsam und kontrolliert wieder über Kopf gehen.
➔ **Ausatmen:** Senken Sie die Arme vor dem Körper bis auf Höhe des Brustbeins ab.

Wiederholungen: 10-mal

Wichtig: Halten Sie die ganze Übung über die Wirbelsäule lang und den Körper ruhig. Die Bewegung spielt sich nur im Schultergelenk ab, in dem die Arme sanft und gleichmäßig gleiten. Das Dekolleté ist stolz gestreckt, der Schulter-Ohr-Abstand groß.

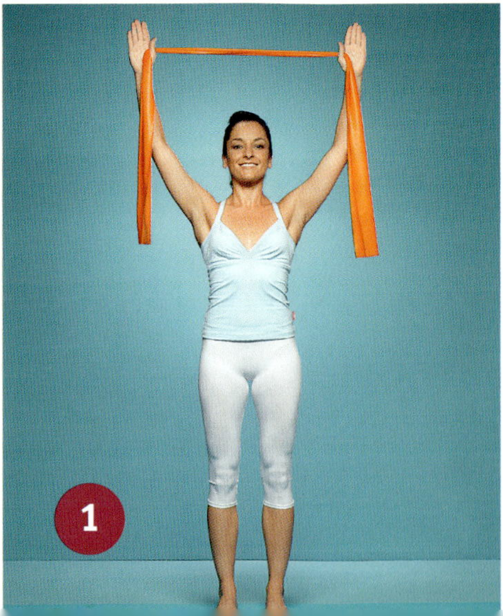

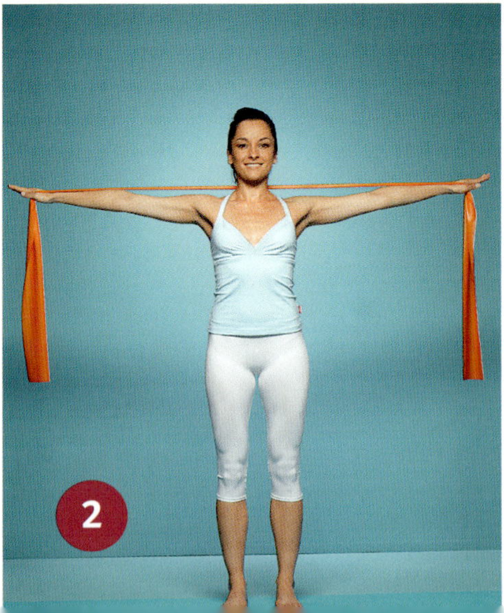

DER PILATES-AUSKLANG

Zum Abschluss gönnen Sie sich einige Pilatesübungen ohne Thera-Band, um die Gelenke gut zu lockern und die Muskeln zu dehnen. Setzen Sie dabei weiterhin Ihr bereits erworbenes Pilates-Knowhow ein: Aktivieren Sie das Powerhouse und führen Sie jede Bewegung langsam, genussvoll und präzise bis in die Fingerspitzen aus. Wenn Sie im Anschluss an das Training den Eindruck haben, Sie seien ein bisschen leichter und länger geworden, haben Sie viele Details beherzigt und einen guten Einstieg in die Pilates-Welt gefunden.

Half Roll Down

Das Auf- und Abrollen der Wirbelsäule massiert die Bandscheiben und dehnt die gesamte Rückenmuskulatur.

❸ Sie stehen aufrecht. Das Becken ist neutral, die Füße sind hüftbreit geöffnet. Die Arme hängen seitlich herab. Stabilisieren Sie die Schulterblätter.
➔ **Einatmen:** Verlängern Sie Ihre Wirbelsäule, indem Sie den Scheitel zur Decke ziehen.
❹ **Ausatmen:** Beginnen Sie vom Kopf aus Wirbel für Wirbel abzurollen. Beugen Sie dabei leicht die Knie und stützen Sie sich mit den Händen auf den Oberschenkeln ab. Ihr Rücken bildet jetzt einen gleichmäßigen Bogen, als würden Sie über einem Gymnastikball liegen.
➔ **Einatmen:** Halten Sie die Position und atmen Sie tief in den Rücken.
➔ **Ausatmen:** Beginnen Sie, sich vom Steißbein aus Wirbel für Wirbel wieder aufzurichten. Gleichzeitig strecken Sie die Knie und lösen die Hände von den Oberschenkeln, bis Sie wieder in der Ausgangsposition sind.

Wiederholungen: 5-mal

Wichtig: Bringen Sie bewusst Bewegung zwischen die einzelnen Wirbel, achten Sie auf jedes Segment. Ziehen Sie den Bauchnabel nach innen oben, wenn Sie den Rücken runden, um einer Überdehnung vorzubeugen.

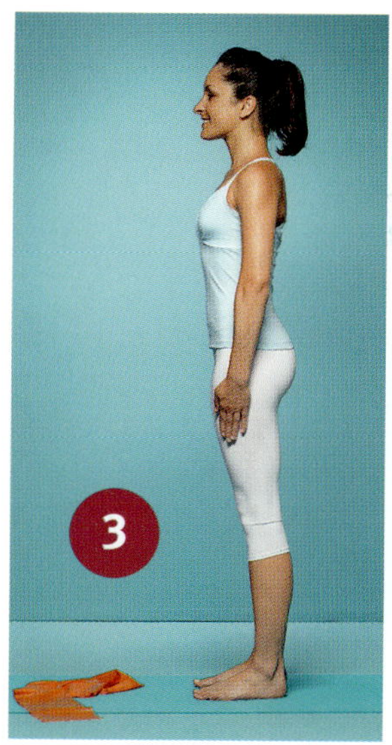

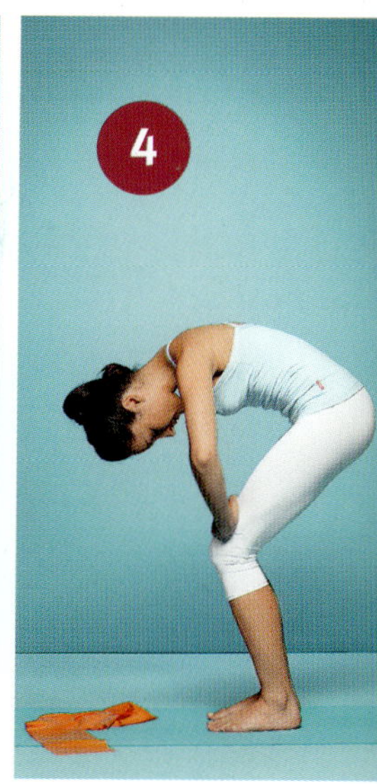

Mermaid

Die Seitbeugung mobilisiert die Wirbelsäule und dehnt die gesamte seitliche Rumpfmuskulatur. Genießen Sie die Rumpflänge vom Becken bis in die Fingerspitzen.

→ Sie stehen aufrecht, das Becken ist neutral, die Füße sind hüftbreit geöffnet. Die Arme hängen seitlich herab. Stabilisieren Sie die Schulterblätter.

❶ **Einatmen:** Wachsen Sie ein wenig in die Höhe und heben Sie den rechten Arm erst seitlich, dann über den Kopf.

❷ **Ausatmen:** Beugen Sie die Wirbelsäule nach links, ohne dabei die Länge zu verlieren. Die rechten Fingerspitzen ziehen den Armbogen lang, die linken Fingerspitzen ziehen am linken Bein entlang zum Knie.

→ **Einatmen:** Halten Sie die Position und spüren Sie die Länge vom rechten Becken bis zu den Fingerspitzen der rechten Hand. Der rechte Brustkorb dehnt sich weit.

→ **Ausatmen:** Lösen Sie den Wirbelsäulenbogen auf und senken Sie den Arm ab, um in die Ausgangsposition zurückzukommen.

Wiederholungen: Abwechselnd 5-mal zu jeder Seite.

Wichtig: Bewegen Sie sich so zur Seite, als würden Sie zwischen zwei Glasscheiben stehen. Das Becken bleibt ruhig, das Körpergewicht ist gleichmäßig auf beide Füße verteilt.

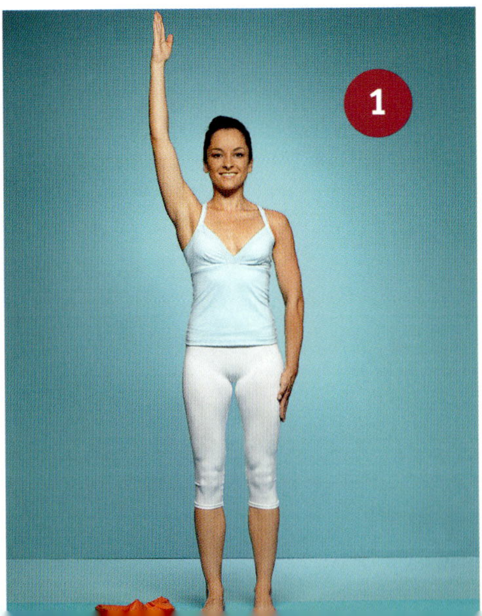

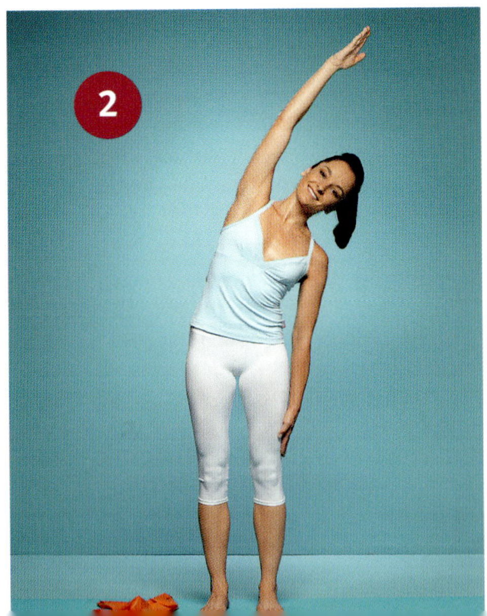

Dumb Waiter

Bei dieser Abschlussübung richten Sie sich noch einmal ganz bewusst auf. Prägen Sie sich das Körpergefühl genau ein und nutzen Sie es auch im Alltag, beispielsweise wenn Sie wieder vor dem Computer sitzen.

➔ Sie stehen aufrecht, das Becken ist neutral, die Füße sind hüftbreit geöffnet. Beugen Sie die Arme etwa im 90-Grad-Winkel, die Ellbogen liegen an der Taille, die Handflächen zeigen nach oben, als würden Sie ein Tablett tragen. Stabilisieren Sie die Schulterblätter.
❸ **Ausatmen:** Führen Sie beide Hände in einem Viertelkreis nach hinten; dabei bleiben die Ellbogen an der Taille. Die Schulterblätter gleiten sanft aufeinander zu.
❹ **Einatmen:** Wachsen Sie in die Höhe und strecken Sie die Arme lang zu den Seiten. Genießen Sie die Dehnung in Brust und Armen.
➔ **Ausatmen:** Beugen Sie die Arme und ziehen Sie die Ellbogen zurück an die Taille.
➔ **Einatmen:** Führen Sie die Hände im Viertelkreis langsam wieder nach vorn zurück in die Ausgangsposition.

Wiederholungen: 5-mal

Wichtig: Während die Hände einen Viertelkreis ziehen, halten Sie die Ellbogen dicht an der Taille – als hätten Sie sich eine dicke Zeitschrift unter den Arm geklemmt. Die Handflächen zeigen während der gesamten Übung zur Decke, um die Außenrotation im Schultergelenk und die Dehnung zu intensivieren.

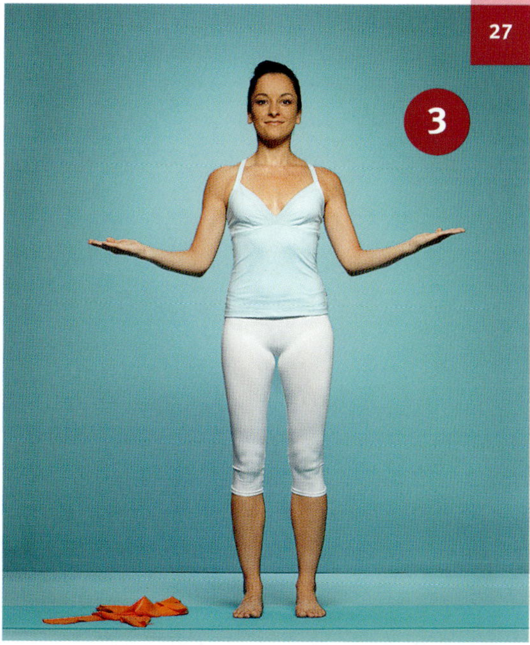

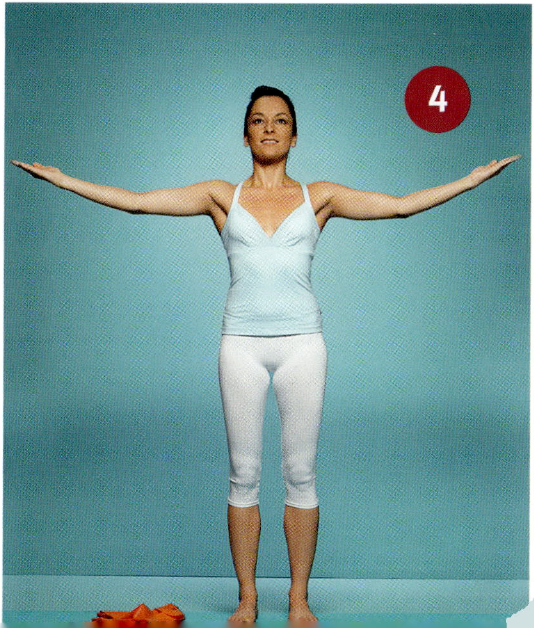

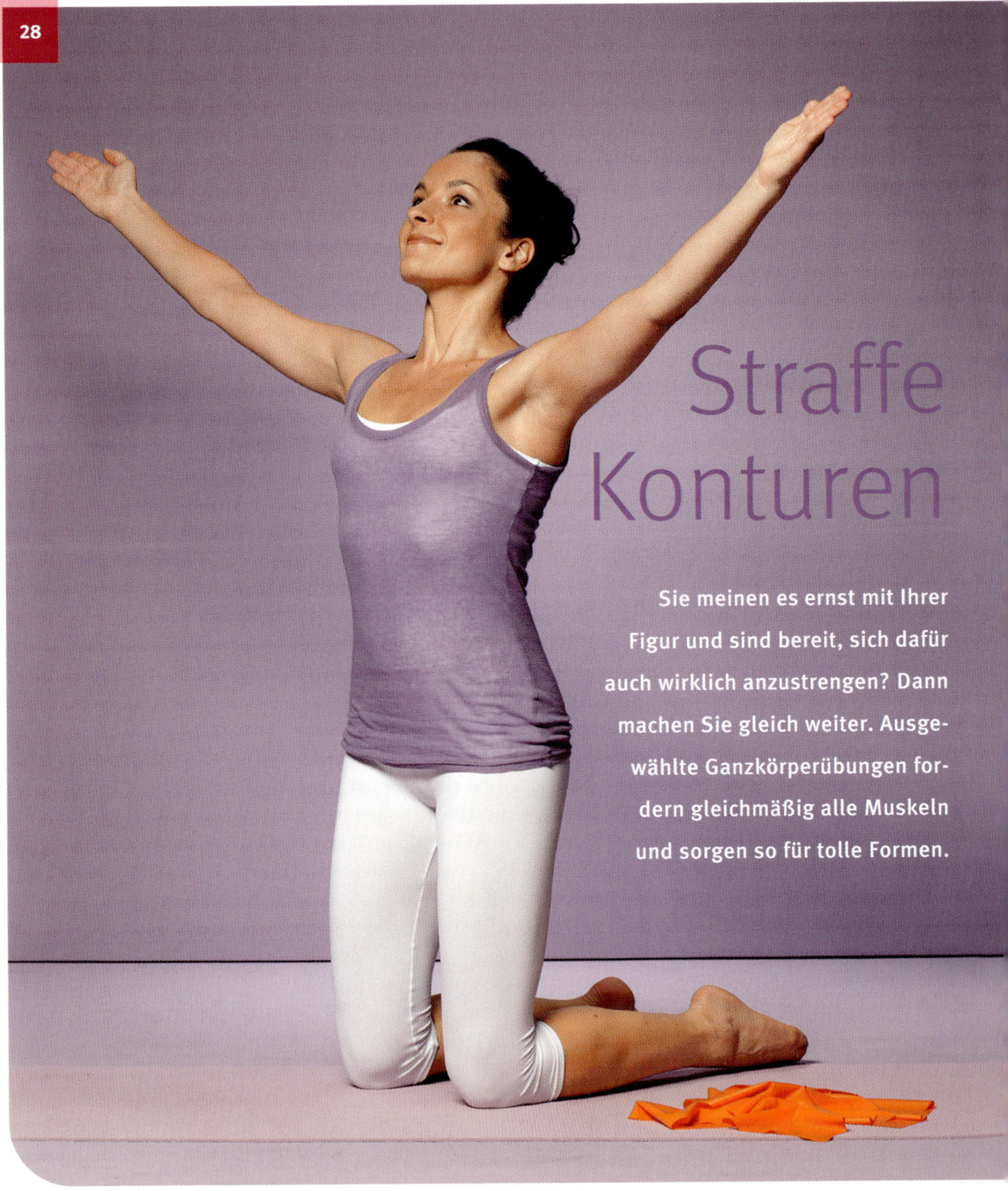

Straffe Konturen

Sie meinen es ernst mit Ihrer Figur und sind bereit, sich dafür auch wirklich anzustrengen? Dann machen Sie gleich weiter. Ausgewählte Ganzkörperübungen fordern gleichmäßig alle Muskeln und sorgen so für tolle Formen.

DAS INTENSIVPROGRAMM

Wie immer im Pilates stärkt auch das Ganzkörperprogramm die Tiefenmuskulatur; aber gleichzeitig werden auch die sichtbaren Muskeln gefordert. Das Tolle daran ist: Anders als beim reinen Krafttraining wachsen keine Muskelberge, sondern die gesamte Körpersilhouette wird gleichmäßig straffer.

Den Schwierigkeitsgrad steigern

Bei jeder Sportart ist es wichtig, immer wieder neue Reize für die Muskulatur zu schaffen und dadurch Stillstand im Trainingsfortschritt zu vermeiden. Und so empfiehlt es sich auch im Pilates, die Übungen immer wieder zu variieren und den Trainingsverlauf mit der Zeit schwieriger zu gestalten. Genau aus diesem Grund sollten Sie nach vier bis sechs Wochen regelmäßigen Trainings vom ersten zum zweiten, schwierigeren Pilates-Programm wechseln: In »Straffe Konturen« werden die Übungen komplexer und Bein- und Armhebel größer, so dass es schwieriger wird, den Rumpf zu stabilisieren. Das Thera-Band setzen Sie nun eher als Widerstand ein, weniger als Stütze und Hilfe; viele Ganzkörperübungen fordern zusätzlich den Gleichgewichtssinn und die Koordination heraus. Trainieren Sie weiterhin mindestens dreimal wöchentlich. Machen Sie dazwischen mindestens einen Tag Pause, damit sich die beanspruchte Muskulatur erholen kann.

Die Kraft kommt aus der Körpermitte

Auch wenn Sie bei den folgenden Übungen Ihre Arme und Beine noch deutlicher spüren werden: Beginnen Sie immer mit der Pilates-Einstimmung (siehe Seite 8). Genauso wichtig ist, dass jede Bewegung erst dann einsetzt, nachdem Sie Ihr Powerhouse aktiviert haben. Nur so kräftigen Sie bei jeder Übung zugleich die wirbelsäulenschützende tiefe und die oberflächliche Rumpfmuskulatur. Positiver Nebeneffekt: Je stabiler der Rumpf, desto intensiver müssen Arm- und Beinmuskeln arbeiten, um die Bewegungen auszuführen.

TRAINIEREN NACH MASS

Die vier Säulen der gesundheitsorientierten Fitness sind Muskelkräftigung, Beweglichkeit, Koordination und Ausdauer. Die ersten drei können Sie durch Pilates deutlich verbessern. Damit auch die Ausdauer nicht zu kurz kommt, empfiehlt sich **zusätzlich ein Cardio-Training.** Planen Sie dreimal pro Woche (an den »pilatesfreien« Tagen) je eine Stunde fürs Walken, Schwimmen oder eine andere rhythmische Sportart ein, die Ihren Puls in die Höhe treibt und das **Herz-Kreislauf-System fördert.**

Abdominal Curl Ups with Triceps

Nach der Pilates-Einstimmung (siehe Seite 8 f.) starten Sie mit kleinen Aufrollübungen, um Ihre Bauchmuskeln aufzuwärmen und den Fokus auf das Powerhouse zu lenken.

Trainiert: komplette Bauch- und seitliche Rückenmuskulatur sowie Arm-, Brust- und Schultermuskeln

→ Sie liegen auf dem Rücken. Das Becken ist neutral, die Beine sind gebeugt, die Füße sind hüftbreit aufgestellt. Halten Sie das Band mit gestreckten Armen straff über Kopf. Stabilisieren Sie die Schulterblätter.

→ **Einatmen:** Lassen Sie das Kinn leicht zur Brust sinken.

❶ **Ausatmen:** Rollen Sie mit der Kraft Ihrer Bauchmuskeln Kopf und Schultern von der Matte auf. Gleichzeitig ziehen Sie Ihre Hände erst zur Decke, dann zur Seite, bis sich das Band stark gestrafft vor Ihrer Brust befindet.

❷ **Einatmen:** Halten Sie die Position und beugen Sie beide Arme im Ellbogen auf etwa 90 Grad.

→ **Ausatmen:** Strecken und beugen Sie Ihre Arme 3-mal kurz und zackig nur aus dem Ellbogengelenk heraus. Enden Sie mit einer Armstreckung.

→ **Einatmen:** Halten Sie die Position oder rollen Sie sogar noch einen Wirbel höher.

→ **Ausatmen:** Rollen Sie Wirbel für Wirbel hinunter, lösen Sie etwas Spannung aus dem Band und führen Sie die Arme langsam wieder schräg über den Kopf, um in die Ausgangsposition zurückzukehren.

Wiederholungen: 5-mal; anschließend bringen Sie Ihr Becken zu imprint und fixieren das Band um Ihre Füße.

Wichtig: Halten Sie Becken und Lendenwirbelsäule während der gesamten Übung neutral. Das gelingt nur, wenn Sie höchstens so weit hinaufrollen, dass Ihre Schulterblattspitzen gerade noch die Matte berühren. Alle Kraft für das Auf- und Abrollen kommt aus dem Powerhouse. Schultern, Po und Hüften bleiben weich und locker.

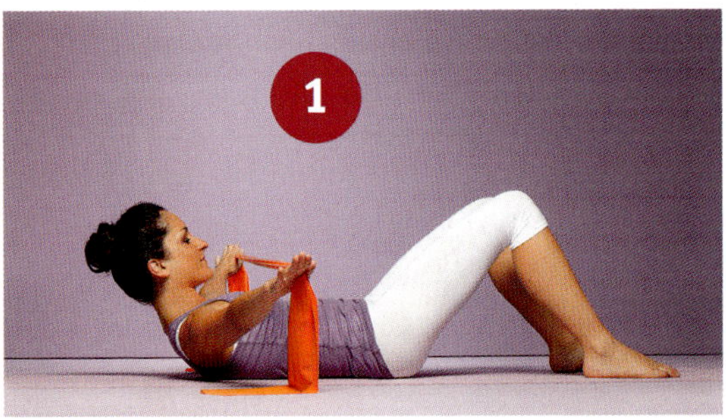

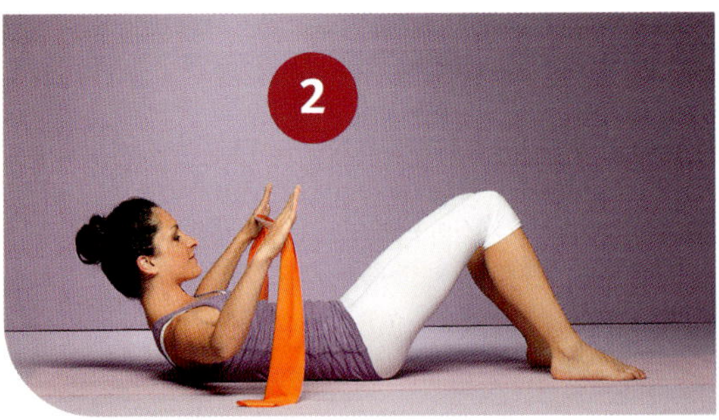

Hundred

Dies ist eine knackige Version der wohl berühmtesten Pilatesübung, denn Sie fordet Ihre gesamten Bauchmuskeln heraus.

Trainiert: komplette Bauch- und seitliche Rückenmuskulatur sowie Arm-, Schulter-, Bein- und Hüftmuskeln

➔ Sie liegen auf dem Rücken, das Becken ist imprint. Fixieren Sie das Band unter den Füßen, und strecken Sie die geschlossenen Beine diagonal nach vorn in die Luft – so tief, dass Sie das Becken imprint halten können. Fassen Sie das Band mit beiden Händen und ziehen Sie es straff Richtung Matte. Die Handflächen zeigen nach unten. Rollen Sie den Kopf und die Schultern auf. Stabilisieren Sie die Schulterblätter.

❸ **Ausatmen:** Pumpen Sie 5-mal kurz und kräftig die gestreckten Arme zur Matte, ohne diese dabei zu berühren. Ellbogen und Handgelenke bleiben ganz fest. Die Pumpbewegung entspringt aus dem Schultergelenk.
➔ **Einatmen:** Pumpen Sie weitere 5-mal kurz und kräftig. Halten Sie den Rumpf und die gestreckten Beine ganz ruhig.

Wiederholungen: 50- bis 100-mal pumpen; dann beugen Sie die Beine, rollen den Oberkörper ab und stellen die Füße nacheinander auf die Matte zurück. Für die nächste Übung drehen Sie sich in die Bauchlage.

Wichtig: Wenn Sie die Übung im unteren Rücken spüren, ist das Becken nach vorn gekippt und Sie sind im Hohlkreuz. Heben Sie Ihre Beine dann Richtung Zimmerdecke, um den Hebel leichter zu machen.

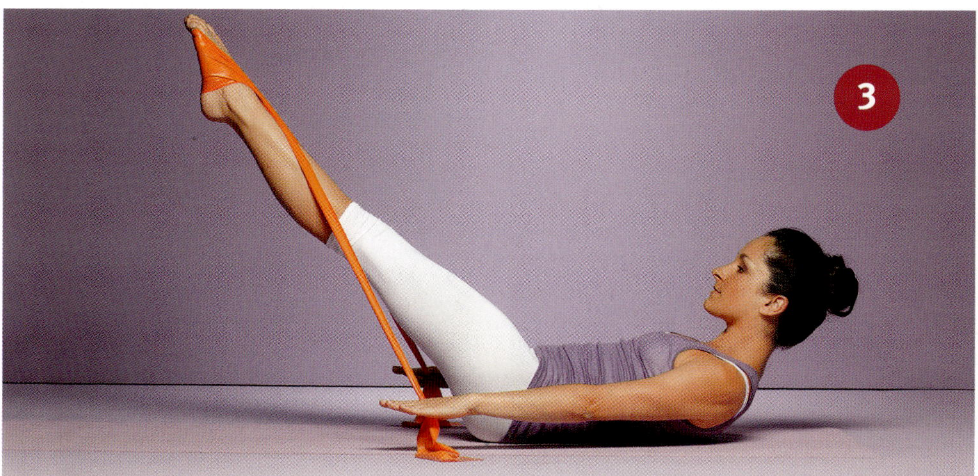

Breast Stroke with Rotation

Für diese Übung kombinieren Sie die Brustwirbelsäulenstreckung von Seite 19 mit einer kleinen Drehung und einer großen Armbewegung. Freuen Sie sich auf einen schönen Rücken und straffe Arme, mit denen Sie im Spaghetti-Top eine super Figur machen.

Trainiert: tiefe und seitliche Bauchmuskeln sowie komplette Rückenmuskulatur, Arm-, Schulter- und Schulterblattmuskeln

→ Sie liegen auf dem Bauch, das Becken ist neutral, die Beine sind gestreckt, leicht geöffnet und im Hüftgelenk nach außen gedreht. Fassen Sie das Band mit beiden Händen und legen Sie die schulterbreit geöffneten Arme gestreckt über Kopf auf die Matte. Stabilisieren Sie die Schulterblätter.

❶ **Ausatmen:** Ziehen Sie den Bauchnabel zur Wirbelsäule, ohne dabei das Becken zu kippen (Powerhouse-Aktivierung). Dann pressen Sie Ihre linke Hand in die Matte, während die rechte Hand das Band seitlich aufspannt. Gleichzeitig beginnen Sie, Kopf und Schultern von der Matte zu heben. Der Blick folgt dabei der rechten Hand.

❷ Strecken Sie Ihre Wirbelsäule noch etwas weiter in die Höhe und spannen Sie das Band noch straffer, indem Sie Ihre rechte Hand bis an die rechte Hüfte ziehen. Der Blick folgt dabei der Bewegung.

→ **Einatmen:** Lassen Sie den »Rückweg« ebenso langsam ablaufen: Die Wirbelsäule senkt und dreht sich, gleichzeitig geht die Hand erst zur Seite, dann zurück zur Matte.

Wiederholungen: Abwechselnd 5-mal zu jeder Seite, danach zur Entspannung in den Shell Stretch (siehe Seite 19, Bild 4).

Wichtig: Ziehen Sie Ihre Hand maximal auf Schulterhöhe zur Hüfte, um das Schultergelenk nicht unnötig zu belasten. Je flacher Sie den Arm über der Matte bewegen, desto einfacher ist es. Halten Sie den Schulter-Ohr-Abstand immer groß. Beine, Becken und Lendenwirbelsäule bleiben die gesamte Übung über absolut bewegungslos.

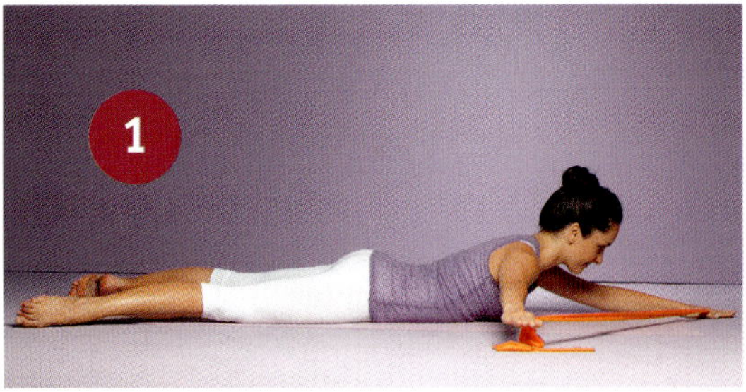

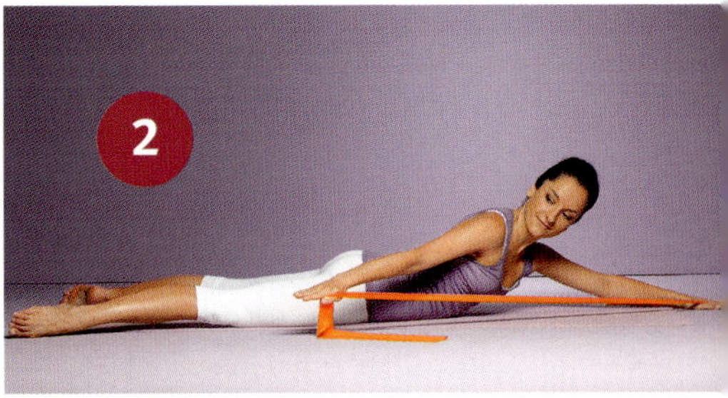

Roll Down with Biceps

Diese Übung verbessert die Kraftausdauer Ihrer Bauchmuskeln, formt die Oberarme und sorgt für schöne Schultern.

Trainiert: komplette Bauch-, Arm-, Brust- und Schultermuskulatur

3 Gehen Sie in die abgerollte Sitzposition: Das Becken ist imprint und die Wirbelsäule schwebt in einem langen Bogen knapp über der Matte. Die Beine sind leicht gebeugt und geschlossen. Das Band ist unter den Füßen fixiert, die Fersen sind in den Boden gestemmt. Die Hände halten das Band straff, die Handflächen zeigen zueinander und die Arme sind auf Schulterhöhe nach vorn gestreckt.
4 **Ausatmen:** Halten Sie die Arme auf Schulterhöhe und führen Sie die Hände zu den Ohren. Dabei erfolgt die Bewegung nur im Ellbogengelenk.
→ **Einatmen:** Lassen Sie die Arme langsam wieder in die Streckung zurückgehen.

Wiederholungen: 10-mal die volle Bewegung (Arme strecken und beugen); abschließend richten Sie Ihre Wirbelsäule Wirbel für Wirbel auf und kommen in den aufrechten Sitz. Lassen Sie das Band für die nächste Übung gleich unter den Füßen.

Wichtig: Die abgerollte Sitzposition darf nur so tief sein, dass Sie den Bauchnabel noch fest nach innen oben ziehen und die Bauchdecke flach halten können. Für einen langen Wirbelsäulenbogen stellen Sie sich vor, an Ihrem Scheitel sei ein goldener Faden befestigt, der Sie permanent zur Decke zieht. So sacken Sie nicht durch die Schwerkraft zusammen. Halten Sie die Oberarme jederzeit auf Schulterhöhe. Der Schulter-Ohr-Abstand bleibt immer schön groß.

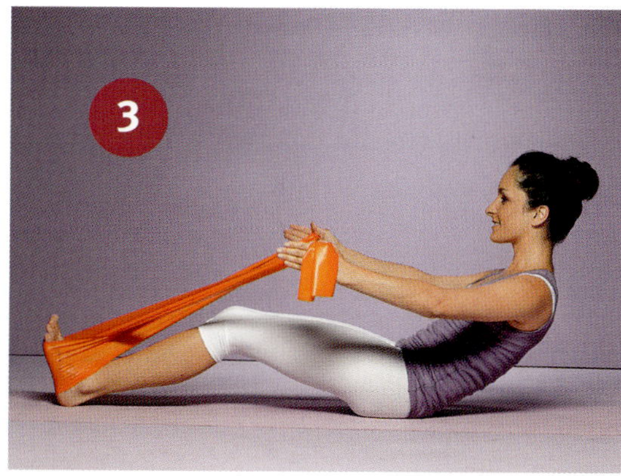

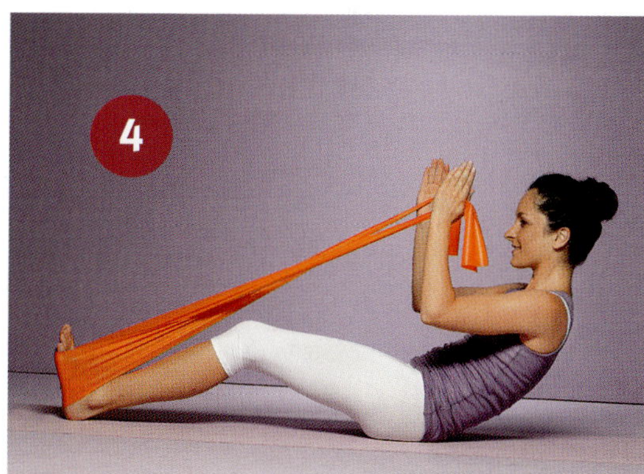

Obliques Roll Back

Die Kombination dreier unterschiedlicher Wirbelsäulenbewegungen (Beugen, Drehen und Aufrichten) massiert Ihre Bandscheiben und trainiert sämtliche Rumpfmuskeln. Große Armbewegungen gegen den Widerstand des Thera-Bandes formen zusätzlich die sichtbaren Oberkörpermuskeln.

Trainiert: tiefe, seitliche und gerade Bauchmuskeln sowie Rücken-, Hüft-, Arm-, Schulter-, Schulterblattmuskulatur

1 Sie sitzen aufrecht. Becken und Wirbelsäule sind neutral. Die Beine sind geschlossen und leicht gebeugt, das Band ist unter den Füßen fixiert. Strecken Sie die Arme mindestens schulterbreit geöffnet auf Schulterhöhe nach vorn. Die Hände halten das Band straff, die Handflächen zeigen nach unten. Stabilisieren Sie die Schulterblätter.

2 **Ausatmen:** Runden Sie die Lendenwirbelsäule und rollen Sie Wirbel für Wirbel Richtung Matte ab, ohne die unteren Wirbel ganz am Boden abzulegen. Währenddessen drehen Sie Ihren Rumpf nach rechts und ziehen den rechten Arm erst zur Matte, dann nach hinten und dann wieder bis auf Schulterhöhe nach oben. Dabei folgt Ihr Blick der rechten Hand.
→ **Einatmen:** Richten Sie sich Wirbel für Wirbel wieder zum aufrechten Sitz auf. Dabei läuft die Armbewegung in umgekehrter Richtung ab, bis Sie in die Ausgangsposition zurückgekehrt sind.

Wiederholungen: Abwechselnd 5-mal zu jeder Seite. Für die nächste Übung lassen Sie die Füße gleich im Band und rollen sich Wirbel für Wirbel in die Rückenlage hinunter.

Wichtig: Nehmen Sie die Kraft vor allem aus Ihrer Körpermitte. Arme und Schultern sollten Sie erst in der Endstellung deutlich spüren.

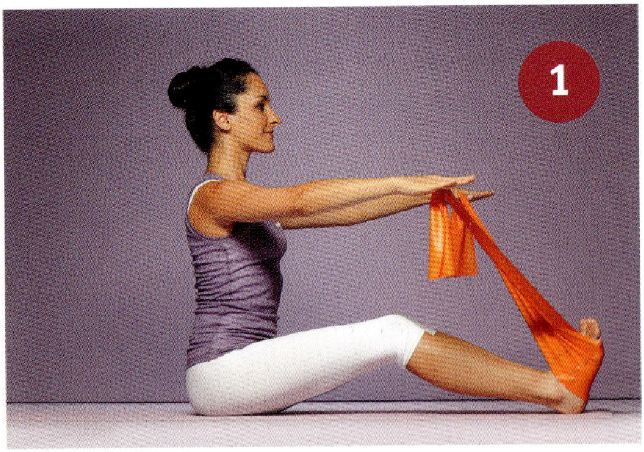

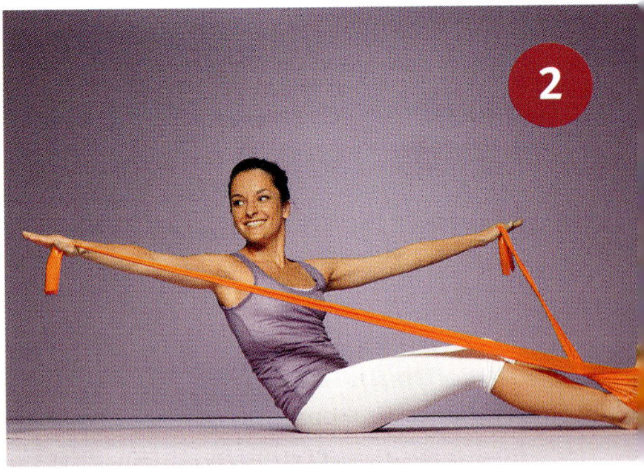

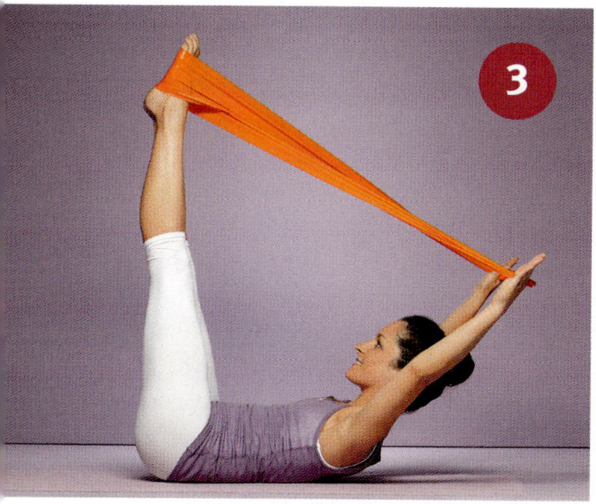

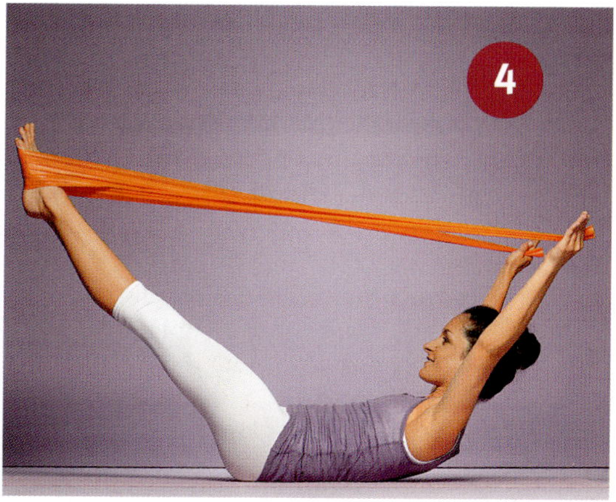

Lower & Lift Legs

Eine intensive Ganzkörperübung, die Ihnen zu einem wohlgeformten Po und schlanken Beinen verhilft.

Trainiert: komplette Bauch-, Bein-, Po-, Arm- und Schultermuskulatur

❸ Sie liegen auf dem Rücken. Das Becken ist imprint, Kopf und Schultern sind aufgerollt. Das Band ist unter den Füßen fixiert. Strecken Sie die geschlossenen Beine zur Decke (rechter Winkel im Hüftgelenk), fassen Sie das Band straff und strecken Sie die Arme schräg über Kopf. Stabilisieren Sie die Schulterblätter.
❹ **Ausatmen:** Senken Sie die Beine gegen den Bandwiderstand möglichst weit zur Matte hinunter. Gehen Sie aber nur so tief, dass Sie das Becken gerade noch imprint halten können. Arme und Rumpf bleiben währenddessen ganz ruhig.
➔ **Einatmen:** Heben Sie die Beine kontrolliert in die Ausgangsposition zurück.

Wiederholungen: 10-mal; abschließend erst Kopf und Schultern abrollen, dann die Füße nacheinander auf die Matte stellen.

Wichtig: Ziehen Sie den Bauchnabel bewusst nach innen oben, wenn Sie die Beine zur Matte senken, um die Bauchmuskelspannung im schwierigsten Part zu verstärken und ein Hohlkreuz zu vermeiden. Spüren Sie die Kraft der Beinrückseiten beim Absenken und genießen Sie die Dehnung beim Anheben. Halten Sie die Arme ganz still neben den Ohren, nicht dahinter, damit Sie die Wirbelsäule aufgerollt halten können und das Schultergelenk vor unnötiger Belastung schützen.

Side Kicks

Mit dieser »Wackelübung« trainieren Sie die tiefen Rumpfstabilisatoren, kräftigen und dehnen die Hüftmuskeln und verbessern die Beweglichkeit der Hüftgelenke. Auch Beine und Po werden schön fest.

Trainiert: tiefe und seitliche Bauch- und Rückenmuskulatur sowie komplette Bein-, Hüft- und Pomuskeln

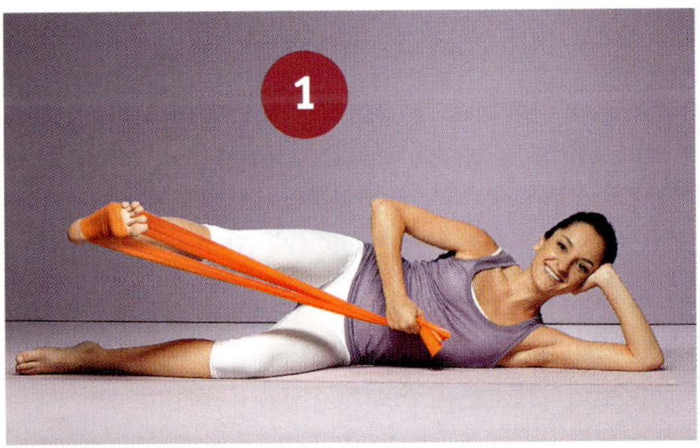

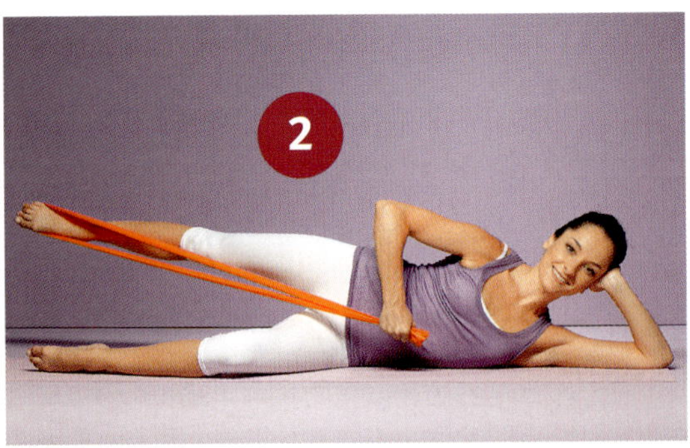

→ Sie liegen auf der Seite, Becken und Wirbelsäule sind neutral. Das Band ist um den oberen Fuß fixiert, das obere Bein ist gestreckt und auf Hüfthöhe angehoben. Das untere Bein ist angebeugt. Fassen Sie das Band straff mit der oberen Hand und halten Sie diese vor dem Bauchnabel. Die andere Hand stützt den Kopf. Achten Sie auf die Schulterblattstabilisierung.

❶ **Einatmen:** Schwingen Sie das obere Bein nach vorn. Die Ferse drückt dabei nach vorn. Federn Sie einmal langsam und kontrolliert nach. Genießen Sie die Dehnung auf der Beinrückseite.

❷ **Ausatmen:** Ziehen Sie das obere Bein hinter den Körper. Der Fuß ist dabei bis in die Zehenspitzen gestreckt. Spüren Sie die Dehnung in der Hüftvorderseite. Kippeln Sie nicht mit dem Rumpf.

Wiederholungen: 10-mal die volle Bewegung (vor und zurück), dann die Seite wechseln und das andere Bein trainieren.

Wichtig: Schwingen Sie das Bein nur so weit nach vorn und hinten, dass Becken und Wirbelsäule neutral und ruhig bleiben. Halten Sie die obere Hand fest vor dem Bauchnabel, sonst verlieren Sie den Bandwiderstand.

Top Leg Lifts

Die tiefen Rumpfmuskeln halten Sie in der Seitlage in Balance, während die wichtigen, seitlich am Gesäß gelegenen Beckenstabilisatoren durch eine Beinabspreizung gekräftigt werden. Optisches Plus: straffe Beine und knackiger Po.

Trainiert: tiefe und seitliche Bauch- und Rückenmuskulatur sowie komplette Bein- und seitliche Hüft- und Pomuskeln

➔ Sie liegen auf der Seite, Becken und Wirbelsäule sind neutral. Das Band ist um den oberen Fuß fixiert, das obere Bein ist gestreckt und auf Hüfthöhe angehoben. Das untere Bein ist angebeugt. Fassen Sie das Band straff mit der oberen Hand und halten Sie diese vor dem Bauchnabel. Die andere Hand stützt den Kopf. Achten Sie auf die Schulterblattstabilisierung.

❸ **Einatmen:** Spreizen Sie das obere Bein genau seitlich ab. Halten Sie dabei beide Hüftknochen auf einer horizontalen Linie. Ihr Fuß ist bis in die Zehenspitzen gestreckt.
➔ **Ausatmen:** Drücken Sie die Ferse nach vorn und pressen Sie das Bein in die Ausgangsposition hinab.

Wiederholungen: 10-mal, dann die Seite wechseln und die Übung mit dem anderen Bein wiederholen.

Wichtig: Halten Sie das Powerhouse gut aktiviert: Ihr Bauchnabel ist fest nach innen oben gezogen – das fühlt sich an, als wären Sie gerade in eine sehr enge Jeans geschlüpft. Je besser es Ihnen gelingt, beide Hüftknochen in einer senkrechten Linie zu halten, desto intensiver kräftigen Sie Ihre seitliche Pomuskulatur. Halten Sie das Bein jederzeit gestreckt und ziehen Sie es lang aus der Hüfte.

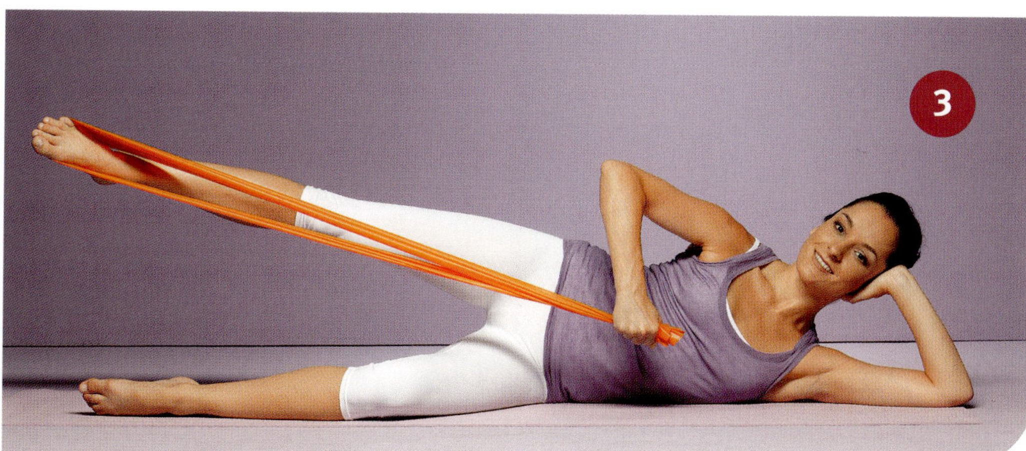

Standing Side Stretch

Ab jetzt geht es stehend weiter. Neben Ihrem Rumpf trainieren Sie so Ihre Arme sehr intensiv – fassen Sie das Band also besser nicht zu kurz.

Trainiert: tiefe und seitliche Bauch- und Rückenmuskeln sowie komplette Arm-, Brust-, Schulter- und Schulterblattmuskulatur

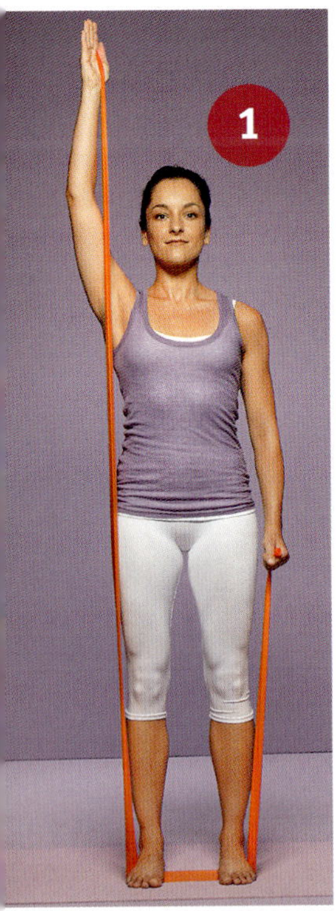

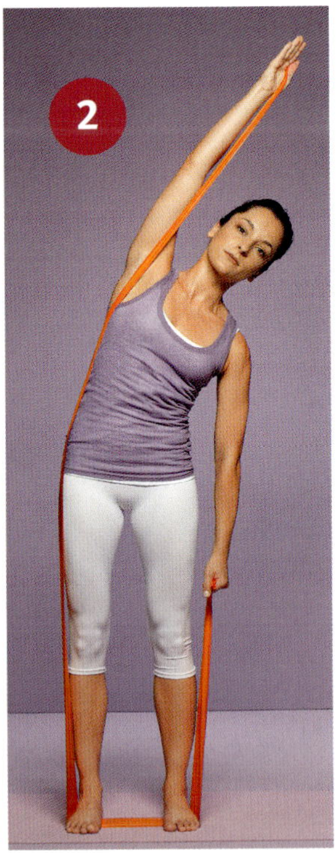

→ Sie stehen aufrecht. Das Becken ist neutral, die Füße stehen auf dem Band und sind hüftbreit geöffnet. Fassen Sie das Band straff mit beiden Händen. Achten Sie auf eine stolze, neutrale Haltung und stabilisieren Sie die Schulterblätter.

❶ **Einatmen:** Wachsen Sie ein wenig in die Höhe, beugen Sie den rechten Arm im Ellbogen an und strecken Sie ihn dann über den Kopf nach oben.

❷ **Ausatmen:** Wachsen Sie noch ein Stück weiter und spannen Sie die seitlichen Rumpfmuskeln an, um die Wirbelsäule gleichmäßig nach links zu beugen. Der rechte Arm macht den Bogen mit.

→ **Einatmen:** Lösen Sie den Wirbelsäulenbogen auf und kommen Sie zur aufrechten Haltung zurück.

→ **Ausatmen:** Beugen Sie den rechten Arm im Ellbogen an und strecken Sie ihn wieder Richtung Matte, um in die Ausgangsposition zurückzukehren.

Wiederholungen: Abwechselnd 5-mal zu jeder Seite.

Wichtig: Bewegen Sie sich nur zur Seite, so als stünden Sie zwischen zwei Glasscheiben. Wenn Sie es richtig machen, rutscht das Band weder vor noch hinter den Körper, sondern liegt während des Wirbelsäulenbogens genau auf Ihrer Hüfte. Halten Sie den Schulter-Ohr-Abstand groß.

Side Leg Lifts

Diese Übung kombiniert sehr effektiv Kniebeugen und Beinhebungen und festigt so die komplette Po- und Beinmuskulatur. Auch Ihr Gleichgewichtssinn profitiert davon.

Trainiert: tiefe und seitliche Bauch- und Rückenmuskeln sowie Po- und Beinmuskulatur

➔ Sie stehen aufrecht. Das Becken ist neutral, die Füße stehen auf dem Band und sind hüftbreit geöffnet. Fassen Sie das gekreuzte Band straff mit beiden Händen und beugen Sie die Arme im Ellbogen etwa im 90-Grad-Winkel. Die Handflächen zeigen zueinander (Bizeps-Curl). Achten Sie auf eine neutrale Haltung und stabilisieren Sie die Schulterblätter.

❸ **Einatmen:** Beugen Sie die Knie auf maximal 90 Grad. Der Rumpf bleibt aufgerichtet, neigt sich aber im Hüftgelenk schräg nach vorn.

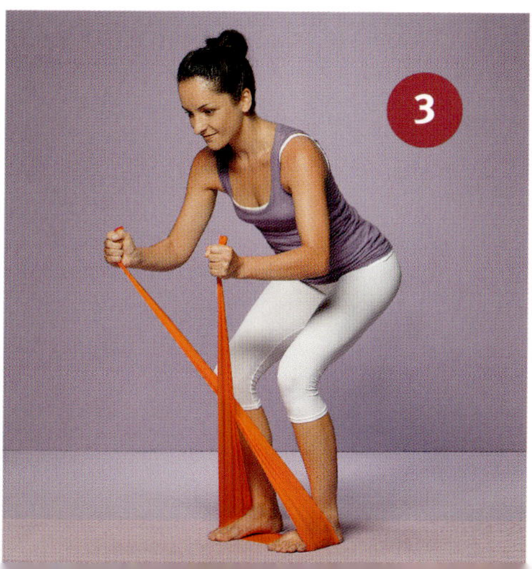

❹ **Ausatmen:** Strecken Sie zunächst beide Beine. Richten Sie sich dann auf und spreizen Sie das rechte Bein genau seitlich ab. Halten Sie dabei beide Hüftknochen auf einer horizontalen Linie.

Wiederholungen: Abwechselnd 5-mal zu jeder Seite.

Wichtig: Halten Sie den Bizeps-Curl in den Armen ganz stabil, ansonsten verlieren Sie den Widerstandsverstärker für die Po- und Beinmuskulatur. Hüftknochen, Knie und zweite Zehe sollten auf einer Linie liegen. Wenn Sie Knieprobleme haben, gehen Sie nicht so tief in die Kniebeuge. Wenn Sie das Band nicht kreuzen, wird die Übung einfacher.

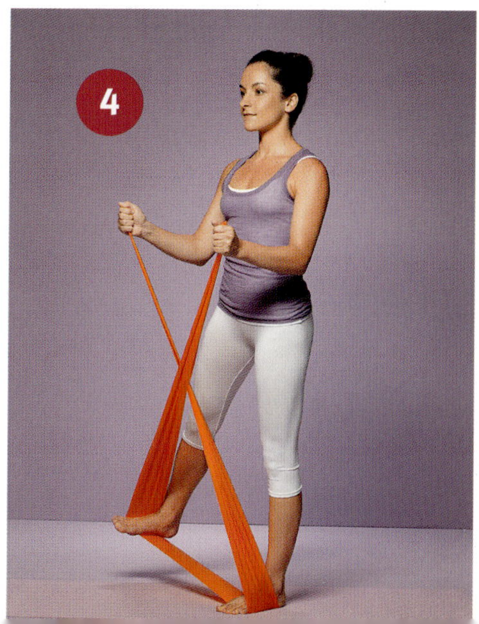

Side Bend & Triceps

Mit dieser Übung können Sie eine anmutige Ganzkörper-Choreografie aus dem Großgeräteprogramm ganz einfach zu Hause nachmachen. Sie trainieren damit den Rumpf und die Oberarmrückseite (Trizeps) sehr effektiv.

Trainiert: tiefe und seitliche Bauch- und Rückenmuskeln sowie komplette Arm- und Schultermuskulatur

❶ Sie stehen aufrecht. Das Becken ist neutral, die Füße sind hüftbreit geöffnet, die Wirbelsäule ist seitlich nach links gebeugt. Nehmen Sie das Band straff mit beiden Händen über den Kopf und spannen Sie es weit auf. Beide Hände ziehen das Band gleichmäßig, so dass der Kopf mittig zwischen den Armen ist. Der Blick geht nach unten zur linken Hand.

❷ **Einatmen:** Halten Sie die Position und beugen Sie den linken Arm im Ellbogengelenk auf circa 90 Grad.

➔ **Ausatmen:** Strecken Sie den linken Arm wieder aus.

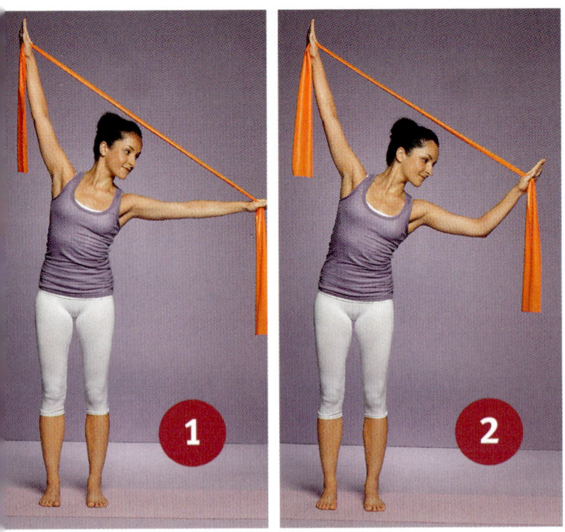

Wiederholungen: 10-mal; anschließend die Wirbelsäule nach rechts beugen und alles 10-mal mit dem rechten Arm wiederholen.

Wichtig: Die Bewegung erfolgt nur im Ellbogengelenk. Vermeiden Sie eine Überstreckung, indem Sie den Arm nie ganz im Gelenk durchdrücken – behalten Sie immer ein weiches Gefühl im Ellbogen. Halten Sie das Band direkt über Kopf oder etwas vor dem Körper, nicht hinter dem Kopf; das schont das Schultergelenk. Die Kraft kommt auch bei dieser Übung aus der Körpermitte: Stellen Sie sich vor, Sie würden in einer engen Jeans stecken. Beckenboden, tiefe Bauch- und Rückenmuskeln sind aktiviert.

Spine Twist Standing

Nun übertragen Sie das Rotations-Knowhow aus der kleinen Spine Twist (siehe Seite 20) in den Stand. Weil sich das Becken dabei nicht so leicht stabilisieren lässt, müssen Sie sich ganz besonders auf Ihr Powerhouse konzentrieren.

Trainiert: tiefe und seitliche Bauch- und Rückenmuskulatur sowie Hüft-, Brust- und Armmuskeln

❸ Sie stehen aufrecht. Die Füße sind hüftbreit geöffnet, Becken und Wirbelsäule sind neutral. Fassen Sie das Band straff über Kopf. Die Arme sind mindestens schulterbreit geöffnet. Stabilisieren Sie die Schulterblätter.

❹ **Ausatmen:** Drehen Sie Rumpf und Kopf nach rechts. Gleichzeitig ziehen beide Hände zur Seite und nach unten, bis das Band dicht vor der Brust gestrafft ist. Federn Sie 2-mal langsam und kontrolliert nach.
➔ **Einatmen:** Drehen Sie sich zur Mitte zurück und lassen Sie die Arme über den Kopf gehen. Die Bandspannung lässt etwas nach.

Wiederholungen: Im Wechsel 5-mal zu jeder Seite.

Wichtig: Drehen Sie sich genau um die eigene Achse. Beginnen Sie vorsichtig und gehen Sie mit jeder Wiederholung ohne Schwung weiter. Halten Sie den Schulter-Ohr-Abstand groß und das Becken ruhig.

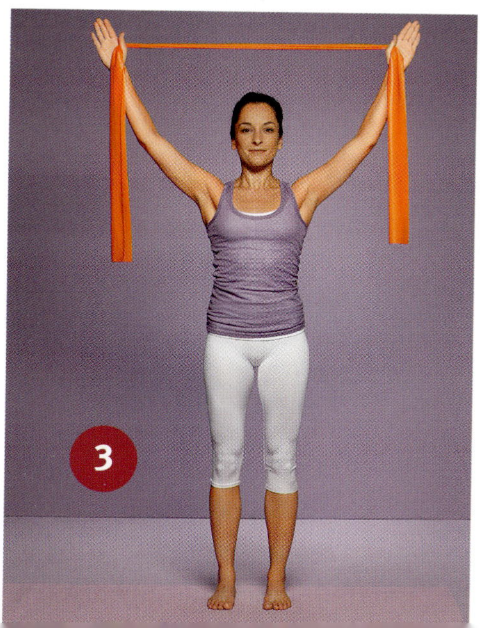

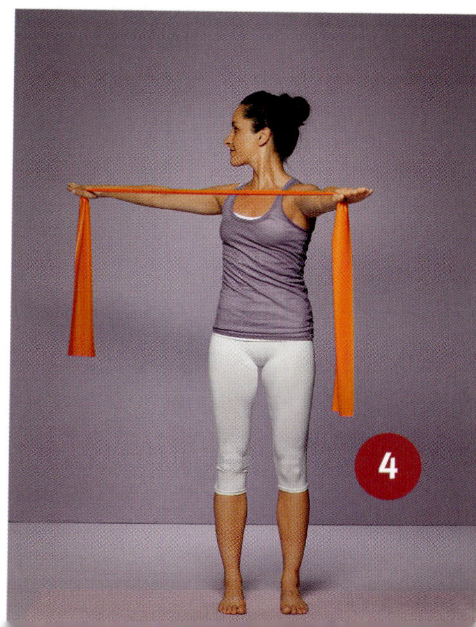

Lunging Swackadee

Diese anspruchsvolle Ganzkörperübung kombiniert Dynamik, Kraft und Stabilisation: Während Sie mehrmals hintereinander einen seitlichen Ausfallschritt machen, führen Sie eine große Armbewegung gegen den Thera-Band-Widerstand durch. Das mobilisiert die Schultergelenke, unterstützt die Aufrichtung der Brustwirbelsäule und formt Ober- und Unterkörper.

Trainiert: tiefe und seitliche Bauch- und Rückenmuskeln sowie komplette Arm-, Schulter-, Schulterblatt-, Brust-, Bein- und Pomuskulatur

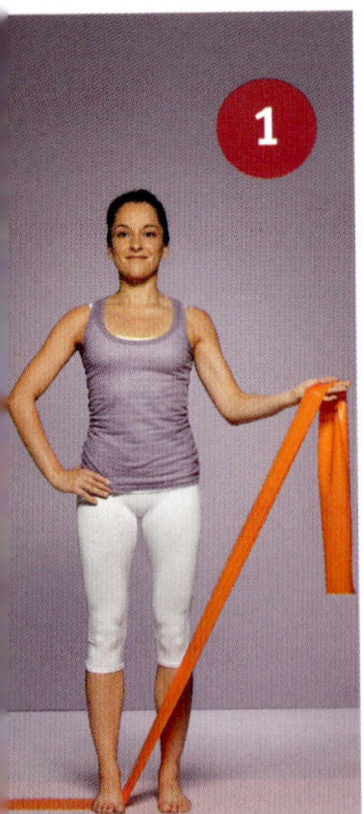

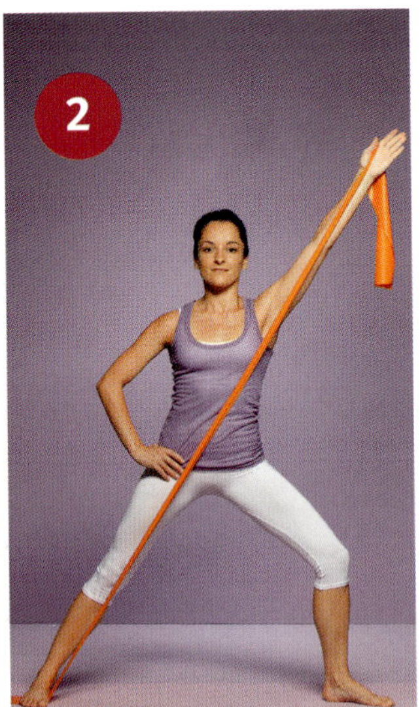

→ Sie stehen aufrecht. Die Füße sind hüftbreit geöffnet, Becken und Wirbelsäule sind neutral. Fixieren Sie das eine Bandende unter dem rechten Fuß. Das andere fassen Sie straff mit der linken Hand. Drehen Sie die Handfläche nach oben und beugen Sie den linken Arm etwa im 90-Grad-Winkel, wobei der Ellbogen dicht neben der Taille liegt. Stützen Sie die rechte Hand in die Hüfte. Stabilisieren Sie die Schulterblätter.

1 **Ausatmen:** Beschreiben Sie mit der linken Hand einen Viertelkreis nach hinten. Ihr Arm bleibt dabei gebeugt und der Ellenbogen neben der Taille.

2 Leiten Sie gleichzeitig einen Ausfallschritt mit dem linken Bein nach links ein und boxen Sie die linke Hand diagonal nach oben. Dabei streckt sich der linke Arm zur Decke und Sie beenden den Ausfallschritt.

→ **Einatmen:** Lassen Sie die Bewegung rückwärts ablaufen, um in die Ausgangsposition zurückzukommen.

Wiederholungen: Erst 10-mal zu einer Seite, dann 10-mal zur anderen.

Wichtig: Vermeiden Sie eine Drehung im Becken oder in der Wirbelsäule. Halten Sie einen großen Schulter-Ohr-Abstand. Je größer und tiefer Sie den Ausfallschritt machen, desto intensiver trainieren Sie die Bein- und Po-Muskulatur.

DER PILATES-AUSKLANG

Für einen angenehmen Abschluss legen Sie Ihr Band zur Seite und führen einige Lockerungsbewegungen durch.

Full Roll Down

Den Half Roll Down haben Sie bereits im Körperzentrum-Programm kennen gelernt (siehe Seite 25). In der großen Version rollen Sie Ihre Wirbelsäule in voller Gänze ab und auch wieder auf. Die Beine bleiben gestreckt, so dass neben dem Rücken auch die Beinrückseite gedehnt wird.

➔ Sie stehen aufrecht. Das Becken ist neutral, die Beine sind hüftbreit geöffnet. Die Arme hängen locker an den Seiten herab. Stabilisieren Sie die Schulterblätter.
❸ **Einatmen:** Spüren Sie die Länge, die sich von den Füßen bis zum Scheitel durch den ganzen Körper zieht.
❹ **Ausatmen:** Beginnen Sie vom Kopf aus Wirbel für Wirbel nach unten zu rollen. Stellen Sie sich dabei vor, Sie stünden mit dem Rücken an einer Wand und würden vorsichtig jeden Wirbel einzeln von dieser lösen. Am Ende bildet Ihr Rücken einen gleichmäßigen Bogen. Der Bauchnabel sollte dabei nach innen oben gezogen sein, als würden Sie über einem Ball hängen.
➔ **Einatmen:** Atmen Sie tief in den Rücken hinein ein.

➔ **Ausatmen:** Beginnen Sie am Steißbein, den Rücken Wirbel für Wirbel wieder aufzurichten.

Wiederholungen: 5-mal; anschließend machen Sie für die nächste Übung mit dem rechten Fuß einen großen Ausfallschritt nach hinten.

Wichtig: Machen Sie die Bewegung langsam und konzentriert. Lassen Sie sich nicht von der Schwerkraft nach unten ziehen, sondern arbeiten Sie bewusst dagegen an. Vorsicht: Wenn Sie Probleme mit der Wirbelsäule haben, sollten Sie beim Half Roll Down bleiben.

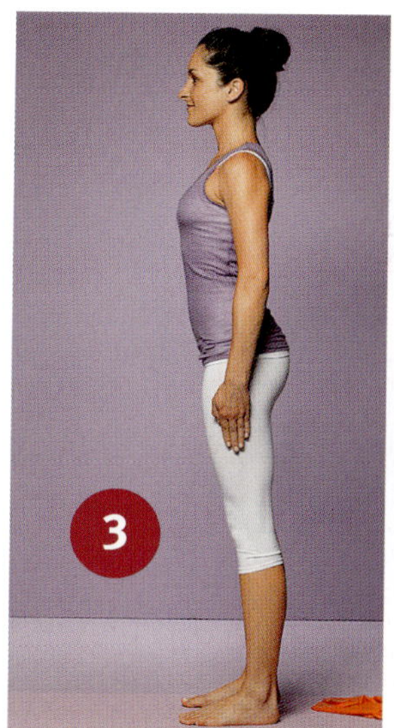

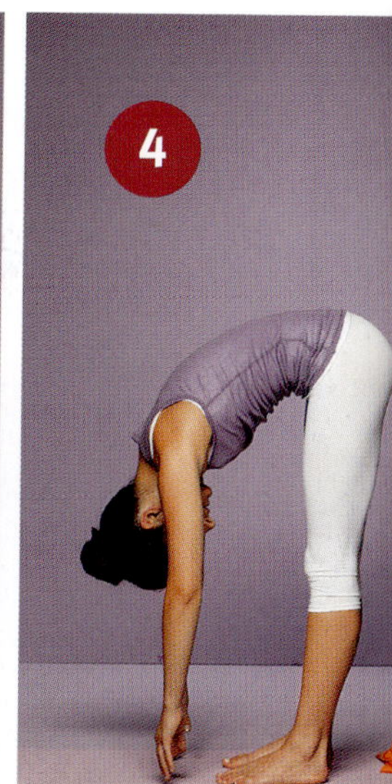

Lunging Thigh Stretch

Wenn Sie viele Stunden am Tag im Sitzen verbringen, werden Sie diese Ausklangübung lieben, denn sie ist eine wohltuende Dehnung für die vordere Hüftmuskulatur (Hüftbeuger). Indem Sie zusätzlich den Arm heben, verlängern Sie Ihre Rumpf-, Brust- und Schultermuskulatur gleich mit.

➔ Gehen Sie mit dem linken Fuß nach vorn und machen Sie einen tiefen Ausfallschritt. Das linke Knie ist etwa im 90-Grad-Winkel gebeugt; es darf dabei nicht über den linken Knöchel hinausragen. Das rechte Knie steht auf der Matte. Halten Sie Wirbelsäule und Becken so neutral wie möglich. Finden Sie Ihre Balance und heben Sie den rechten Arm über den Kopf. Die linke Hand ruht auf dem linken Knie.

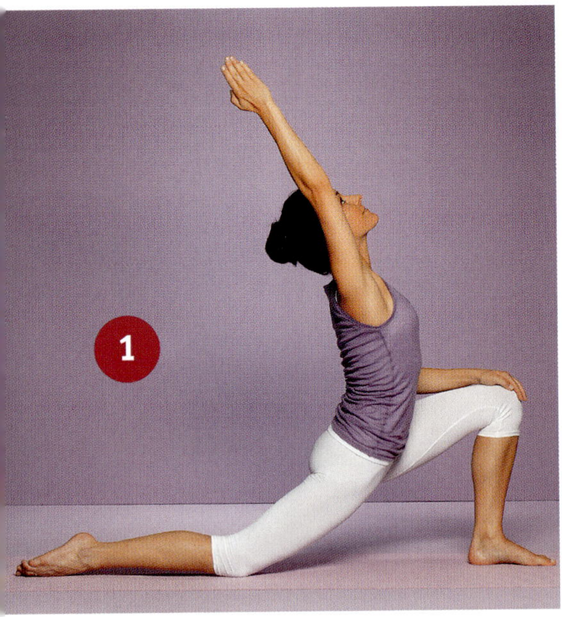

1 Ausatmen: Wachsen Sie ein wenig und schieben Sie das Brustbein sanft nach oben vorn, um die Brustwirbelsäule in einen lang gestreckten Bogen zu bringen. Die Fingerspitzen der rechten Hand ziehen zur Decke. Spüren Sie, wie sich Ihre rechte, vordere Hüftmuskulatur verlängert.

➔ **Einatmen:** Richten Sie die Wirbelsäule wieder zu neutral auf, um in die Ausgangsposition zurückzukehren.

Wiederholungen: Üben Sie 5-mal mit dem rechten Fuß nach hinten, dann 5-mal mit dem linken Fuß nach hinten (die Arme entsprechend wechseln). Anschließend kommen Sie für die letzte Übung in den Kniestand.

Wichtig: Lassen Sie das Becken mit jeder Wiederholung etwas tiefer zur Matte sinken, um die Dehnung der Hüftbeuger zu intensiveren. Halten Sie trotzdem die Wirbelsäule lang, indem Sie Ihren Scheitel ständig zur Decke ziehen, und aktivieren Sie die Bauch- und Pomuskulatur, um ein Hohlkreuz zu vermeiden und den unteren Rücken zu entlasten.

Kneeling Arm Circles

Zum Abschluss richten Sie ein weiteres Mal Ihre Brustwirbelsäule auf und mobilisieren die Schultergelenke. Nicht zuletzt dank dieser Wohlfühlübung ist Pilates garantiert eine tolle Erfahrung für Sie – und Sie sehnen sich schon bald nach dem nächsten Training.

→ Gehen Sie in den Kniestand. Das Becken ist neutral, die Knie sind hüftbreit geöffnet. Die Arme hängen locker an den Seiten herab, die Handflächen zeigen zu den Hüften. Stabilisieren Sie die Schulterblätter.
2 **Einatmen:** Wachsen Sie ein wenig in die Höhe. Gleichzeitig schieben Sie das Brustbein sanft nach oben vorn, um den oberen Rücken zu strecken, und kreisen die Arme mit nach oben zeigenden Handflächen erst seitlich, dann über Kopf. Ziehen Sie dabei die Arme lang bis in die Fingerspitzen und kreisen Sie gegen einen gedachten Widerstand, um die Muskelspannung und -dehnung intensiv zu spüren. Der Blick folgt den Händen.
→ **Ausatmen:** Lassen Sie das Brustbein wieder weich werden und bringen Sie den oberen Rücken zurück in die neutrale Ausgangsposition. Gleichzeitig senken Sie die Arme wieder vor dem Körper ab.

Wiederholungen: 5-mal.

Wichtig: Damit Becken und unterer Rücken während der gesamten Übung neutral und ruhig bleiben, halten Sie die Bauch- und Pomuskeln leicht gespannt. Lassen Sie beide Arme so gleichmäßig und geschmeidig wie möglich im Schultergelenk kreisen, ohne dabei den oberen Teil der Schultern zu den Ohren zu ziehen.

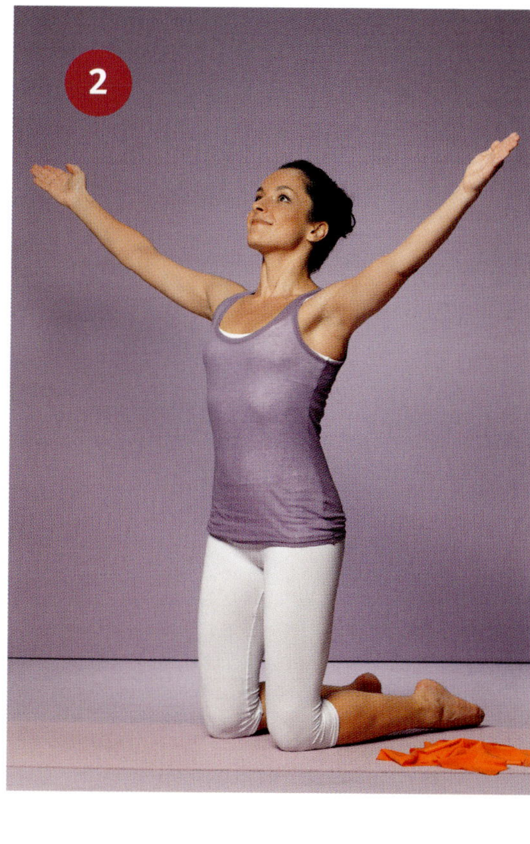

GESUCHT – GEFUNDEN

Buchtipps

Bimbi-Dresp, Michaela: *Das große Pilates-Buch*; GRÄFE UND UNZER VERLAG, München

Bimbi-Dresp, Michaela: *Pilates*. Mit DVD; GRÄFE UND UNZER VERLAG, München

Geiger, Urs/Schmid, Caius: *Muskeltraining mit dem Thera-Band*; BLV, München

Korte, Antje: *Pilates. Das Drei-Stufen-Programm*; GRÄFE UND UNZER VERLAG, München

Marckhgott, Barbara: *Pilates*; GRÄFE UND UNZER VERLAG, München

STOTT PILATES®: *Comprehensive Matwork*; Toronto/Kanada

Hilfreiche Adressen

Michaela Bimbi-Dresp
Pilatesbody
Wittelsbacherstr. 16
80469 München
www.pilatesbody.de

Deutscher Pilates-Verband e. V.
Alte Darmstädter Str. 12 a
64367 Mühltal/Trautheim
www.pilates-verband.de

Qualifizierte Pilates-Trainer-Suche:
www.stottpilates.com
www.pilates-verband.de
www.pilatespolestar.de

DANK

Ein großes Dankeschön geht an mein Studio-Team von Pilatesbody für die exzellente und zuverlässige Betreuung der Kunden, die jahrelange gute Zusammenarbeit und Freundschaft.
Eine herzliche Umarmung geht an meinen Mann Dietmar und meine Kinder Nastasia und Darius für ihre ungebrochene, liebevolle Unterstützung.
Mein besonderer Dank gilt auch meinen vielen Kunden, der STOTT PILATES® Organisation und ihren Studenten sowie Pilates-Kollegen weltweit, vor allem Verena Geweniger vom Deutschen Pilates Verband – ein inspirierendes Miteinander vieler faszinierender Menschen, die die Pilates-Methode ausüben, pflegen und voller Leidenschaft an deren Perfektion arbeiten.

Sachregister

Alle Übungsbezeichnungen sind *kursiv* gedruckt.

Über die Autorin

Michaela Bimbi-Dresp erhielt seit frühester Kindheit professionellen Tanzunterricht und nahm an zahlreichen nationalen und internationalen Wettkämpfen und Show-Auftritten teil. Während eines langjährigen USA-Aufenthalts ließ sie sich zunächst beim American Council on Exercise zum Personal und Group Fitness Trainer ausbilden. Anschließend folgte eine Ausbildung zur Trainerin und Ausbilderin bei der internationalen Organisation STOTT PILATES®. 2002 eröffnete sie das bekannteste Pilates-Studio Münchens: Pilatesbody. 2006 erschien ebenfalls im GRÄFE UND UNZER VERLAG »Das große Pilates-Buch«. Im selben Jahr begründete sie auch den Deutschen Pilates-Verband mit, der sich für die erstklassige Qualifikation und Fortbildung von Pilates-Trainern einsetzt.

Wichtiger Hinweis

Die Ratschläge des vorliegenden Buches wurden sorgfältig recherchiert und haben sich in der Praxis bewährt. Alle Leserinnen und Leser sind jedoch aufgefordert, selbst zu entscheiden, ob und inwieweit sie die Anregungen aus diesem Buch umsetzen wollen. Autorin und Verlag übernehmen keine Haftung für die Resultate.

Impressum

Projektleitung: Eva Dotterweich
Lektorat: Sylvie Hinderberger
Bildredaktion: Henrike Schechter
Satz: Christopher Hammond
Layout und Umschlaggestaltung: independent Medien-Design, Horst Moser
Herstellung: Susanne Mühldorfer
Lithos: Longo AG, Bozen
Druck/Bindung: Kaufmann, Lahr

Fotoproduktion: Johannes Rodach

Syndication:
www.jalag-syndication.de

ISBN 978-3-8338-1991-9

1. Auflage 2010

GRÄFE UND UNZER

Ein Unternehmen der
GANSKE VERLAGSGRUPPE

DAS ORIGINAL MIT GARANTIE GU

Unsere Garantie

Alle Informationen in diesem Ratgeber sind sorgfältig und gewissenhaft geprüft. Sollte dennoch einmal ein Fehler enthalten sein, schicken Sie uns das Buch mit dem entsprechenden Hinweis an unseren Leserservice zurück. Wir tauschen Ihnen den GU-Ratgeber gegen einen anderen zum gleichen oder ähnlichen Thema um.

Liebe Leserin und lieber Leser,

wir freuen uns, dass Sie sich für ein GU-Buch entschieden haben. Mit Ihrem Kauf setzen Sie auf die Qualität, Kompetenz und Aktualität unserer Ratgeber. Dafür sagen wir Danke! Wir wollen als führender Ratgeberverlag noch besser werden. Daher ist uns Ihre Meinung wichtig. Bitte senden Sie uns Ihre Anregungen, Ihre Kritik oder Ihr Lob zu unseren Büchern. Haben Sie Fragen oder benötigen Sie weiteren Rat zum Thema? Wir freuen uns auf Ihre Nachricht!

Wir sind für Sie da!
Montag – Donnerstag: 8.00 – 18.00 Uhr;
Freitag: 8.00 – 16.00 Uhr
Tel.: 0180 - 5 00 50 54*
Fax: 0180 - 5 01 20 54*
E-Mail:
leserservice@graefe-und-unzer.de

*(0,14 €/Min. aus dem dt. Festnetz/ Mobilfunkpreise maximal 0,42 €/Min.)

P.S.: Wollen Sie noch mehr Aktuelles von GU wissen, dann abonnieren Sie doch unseren kostenlosen GU-Online-Newsletter und/oder unsere kostenlosen Kundenmagazine.

GRÄFE UND UNZER VERLAG
Leserservice
Postfach 86 03 13
81630 München